21世紀の
慢性透析治療法を
革命しよう 第4集

長時間透析物語

～主として食塩（Na）と血圧および栄養の物語です～

医療法人かもめクリニック

金田　浩　　西山敏郎　　金田史香　　大和田一範　　片寄功一
有坂功秀　　梅本光明　　上石　等　　髙野雅史　　清松国広
大平佳容子　小林好美　　長岐智美　　熊田恵美子

横浜市腎友会会員
山之内文子

東京医学社

推薦のことば

東北大学名誉教授　吉永　馨

　このたび，私の長年の畏友，金田　浩氏が本を執筆され，出版の運びになったことを祝福いたします。彼は医師となって以来，一貫して透析療法に携わり，その改善向上に心血を注いできました。彼は工夫を重ね，文献も渉猟し，次第に彼独自の優れた透析法に到達しました。本書はそれを開示し，知識の普及を図り，患者さんのために有用な長時間透析を推奨するために書かれました。

　本書は従来の常識を破り，新しい透析法を述べています。前半はその実技を解説し，後半はその理論的根拠を詳述しています。透析の現場に携わる人は前半が特に参考になります。彼の開発した透析法はきわめて有効で，血圧は正常化し，栄養は改善し，食事制限や減塩の苦痛から解放するものです。よく読んでこれを取り入れることを考慮していただきたいと思います。

　後半は，その理論的根拠を述べたものですが，彼自身が言うように独特の仮説を含んでいます。独特な仮説というより，一流の洞察というべきでしょうか。まだ実証されていないところまで踏み込んでいますから，将来の研究目標となり，やがて実証されることが期待されます。

　後半は，かなり読み物風にアレンジしてありますので，読みやすく，同感しやすいと思います。ただし，新しい腎臓学の理論を取り扱っていますので，初心者にはやや難しいかもしれません。わからないところがあればわからないまま次に進んで，著者の思考遍歴の後をたどるのも面白いでしょう。読みようによっては，これは金田　浩の人生行路をたどっていることになります。彼の人生も紆余曲折があり，人を引きつけるものがあります。

　ともあれ，この本が世に出たことを喜び，広く愛読され，金田新法が普及し，日本の透析患者に福音がもたらされるよう期待しています。

推薦のことば

名古屋大学名誉教授，日本在宅医学会代表理事　前田憲志

　このたび，金田　浩先生が「至適な透析とは何か，長時間透析とその根幹と成る理論は何か」について，4冊目に当たる本書を出版され，心よりお慶び申し上げます。

　長時間透析については長いご経験をお持ちで，長時間透析により，長期予後が改善されるとの確信に基づいて，「21世紀の慢性透析治療法を革命しよう」との活動を始められました。そのおかげでわが国の慢性透析療法は確実に変わってきています。そして，今や大きな流れになろうとしています。長年，透析療法の長期予後における至適透析とは何か，その理論はどのようなものかについて全世界で研究されてきましたが，確実にわかったことは「長時間透析」と「頻回透析」が長期予後を改善することです。しかし，「なぜ長時間透析が長期予後を改善させるのか」については確固たる理論は得られていません。本書の中で金田先生が多数の長時間透析症例の長年のご経験から，「骨」と「筋肉」の問題を提起された内容は「強い衝撃」をもって読ませていただきました。と申しますのも，わが国の高齢化の進行により，急性期治療の後，長い期間にわたる慢性治療を必要とされる方々が増加し，「在宅医療」が必要不可欠のものとなってきたため，私どもも，透析治療とは別にほぼ10年間一般の在宅医療に従事させていただいてまいりましたが，「在宅での予後を改善し，ADLを改善し，より長い期間を在宅で良好に過ごされるためには」，「骨量」と「筋肉量」が重要であることがわかってきました。「骨量」は骨折防止などの問題とは別に，「物質の貯蔵庫」「多臓器の調節系」として「生命予後」に大きくかかわっている可能性があります。「筋肉量」は「透析症例」においても「一般在宅医療症例」においても重要な予後因子であることが認められていますが，「骨量」もまた，重要な予後因子である可能性があり，先生のご高見には頭が下がります。本書においても先生の「受益者たる患者さんの科学的代弁者としての立場」が貫かれていること，従来からの腎不全の概念にとらわれず，Naや水の存在様式について洞察されていること，「骨量」「筋肉量」について全く新しい切り口から考察されていることなど

生命現象の未知の分野について重要なご提案がなされており，本書は今後の透析療法のあり方について多大な影響を与えるものと深く感動いたしました。

　わが国においても，難しい社会情勢のもと，徐々に多様な透析形態による治療が行われ始めており，全国的に透析症例の長期生存率が年々減少し始めている状況に対する打開策としても重要であると考えられます。多くの方々が本書を読まれ，議論を高め，長時間透析治療が拡大され，症例数が増加すれば，多数例による研究過程を通じて，多くの未知の知見が得られることが推測されます。この成果は長期透析の方々への朗報となるのみならず，高齢者の衰弱・老化さらに長寿にとっても福音となることが期待されます。長時間透析治療に従事される皆様方のご努力により，透析症例の長期予後の改善が進み，至適透析についての理論がさらに深められることを願うものであります。

目次
CONTENTS

Ⅰ．はじめに……………………………………………………………………………1

Ⅱ．元気で長生きの秘訣は，「高血圧と栄養失調」にならないことです……………3
　　1．4～5時間透析と8時間透析における「高血圧管理と栄養管理」の比較……3
　　2．「長時間透析と限定自由食」治療法の手技………………………………………8
　　3．治療の実際…………………………………………………………………………9

Ⅲ．元気で長生きの秘訣は，透析期間が長くなっても
　　「透析アミロイドーシス」にならないことです……………………………………17
　　YF例（63歳，女性）の経験………………………………………………………17

Ⅳ．元気で長生きの秘訣は，仕事を失わないことです
　　そのために「完全社会復帰を目指して深夜長時間透析」をすすめます………21

Ⅴ．「食塩と高血圧」の関係は単純ではなく，複雑で謎に包まれています………27
　　1．食塩感受性と食塩抵抗性…………………………………………………………27
　　2．食塩感受性尿毒素…………………………………………………………………37
　　3．浸透圧活性ナトリウム（Na）と浸透圧不活性Na……………………………42
　　4．「食塩と高血圧」の関係について，筆者の包括的な仮説………………………50

Ⅵ．おわりに……………………………………………………………………………57

　　文献……………………………………………………………………………………59

21世紀の慢性透析治療法を革命しよう―長時間透析物語

I
はじめに

　40年くらい前まで，尿毒症は癌や白血病と同じくらい，絶望的な病気と考えられていました。

　ところが，今では癌も白血病も治るケースが多く，絶望的な病気ではなくなりました。

　透析治療も，この約40年間の進歩は目覚ましく，尿毒症で死亡することはないという時代になりました。

　尿毒症の根本的な治療法としては「腎臓移植」があります。

　腎臓移植は尿毒症の患者が選択すべき最良の治療法です。

　しかし，ドナーがなかなか得られないのが現状です。

　ここでは，腎臓移植については触れず，透析治療，特に，透析治療の「治療目標」についてお話しします。

　まず，短期～長期の治療目標は，「元気で長生き」に尽きます。

　そのためには"体を痛めつけない透析治療"が重要です。

　体を痛めつけない透析治療とは，一体，何でしょうか。

　それは，全長約9万kmにも及ぶ全身の"血管を傷つけない透析治療"をいいます。透析患者において全身の血管を傷つける原因として

　　第一は，高血圧による動脈硬化です。

　　第二は，栄養失調による動脈硬化です。

　　第三は，さまざまな感染症による動脈硬化です。

　　第四は，尿毒症による「カルシウムとリンおよび脂質代謝の異常」などによる動脈硬化です。

　血管には動脈と静脈があり，主として，大きく傷つくのは動脈ですが，静脈も傷つき静脈硬化も起こります。

要約すると，種々の動脈硬化と静脈硬化が透析患者の血管を傷つける原因となっています。

次に，長期の治療目標に限ると，4時間透析と食事制限を特徴とする標準透析患者では透析期間が10〜20年以上になると，ほぼ，例外なくみられる「透析アミロイドーシス」の治療が問題となります。

透析アミロイドーシスは大変恐ろしい病気です。

骨（特に，脊椎）や関節に"アミロイド"という一種の尿毒素がたまり骨や関節を破壊し，強い痛みと骨や関節の変形のため，患者は動けなくなります。

今のところ，手術療法はほとんど効果がなく，ステロイド剤を含む鎮痛剤の使用で一時的疼痛緩和を図る程度で，ついには，車椅子や寝たきりの生活となります。

疼痛に対しては麻薬を使わないと痛みが取れなくなり，患者は日々地獄の苦しみを味わいます。

4時間の標準透析治療を10〜20年以上にわたり受けている透析患者は，このような透析アミロイドーシスを，程度の差はありますが，ほぼ，全員が経験しています。

したがって，透析アミロイドーシスを起こさない，あるいは，いったん，発症した透析アミロイドーシスを治すことが，透析医療者にとって避けて通れない"緊急の課題"となっています。

このように，短期〜長期の治療目標は「動脈硬化を起こさない，あるいは，動脈硬化を進展させない透析治療」であり，一方，長期の治療目標に限ると「透析アミロイドーシスを起こさない透析治療」が重要になります。

これら2つの治療目標を達成することが，透析患者の「元気で長生き」を保証する透析治療となります。

筆者は，これら2つの治療目標を達成するため1998年に新しい透析治療法である「長時間透析と限定自由食」治療法を開発し，今日まで約14年間実施してきました。

この「新しい透析治療法」は従来の標準透析とは全く異なります。

この本の前半では，「新しい透析治療法」を開発したきっかけや治療方法および治療効果について説明します。

この本の後半では，筆者の研究テーマである「透析患者の高血圧の原因と治療」について，1960年代から今日までの高血圧研究の歴史と成果を示し，さらに，筆者の仮説を紹介します。

筆者の仮説は，「ナトリウム（Na）と高血圧」の謎を解き明かすもので，ミステリー小説を読むように"この謎解き"を楽しんでいただきたいと思います。

21世紀の慢性透析治療法を革命しよう─長時間透析物語

II
元気で長生きの秘訣は,「高血圧と栄養失調」にならないことです

1　4〜5時間透析と8時間透析における「高血圧管理と栄養管理」の比較

　日本の大部分の透析患者が受けている透析治療は,1週間の透析回数が3回で,1回4時間の透析治療です。

　食事は食塩と蛋白質を厳しく制限しています。

　このような,4時間透析と食事制限,特に,厳しい食塩制限を特徴とする透析治療を「標準透析」と呼んでいます。

　このような標準透析を受けている日本の大部分の透析患者の死因は次のようになっています。

　日本透析医学会の統計調査[1]による1983〜2011年までの29年間の「年別死亡原因の推移」を図1に示します。

　29年間の死因の推移をみますと,心不全は1988年には35％を超えていましたが,その後,徐々に減少し1994年以後は25％前後となり首尾一貫して断トツの第一位です。

　次に,感染症は年々徐々に増加し1995年から脳血管障害を抜き第二位となり,2003年ころから20％前後となり今後さらに増加することが予想されます。

　悪性腫瘍は年々微増し2007年には脳血管障害を抜き10％前後と第三位になりました。

　脳血管障害（脳出血,脳梗塞,くも膜下出血など）は徐々に減少し,2007年以後8％前後で第四位です。

　心筋梗塞は徐々に減少し5％以下で第五位です。

　2011年度の死因の頻度は,心不全＞感染症＞悪性腫瘍＞脳血管障害＞心筋梗塞の順番でした。

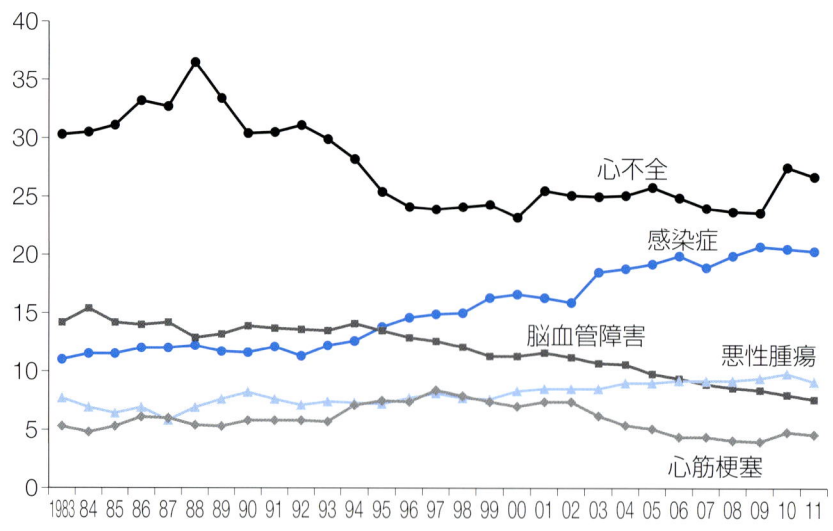

図1 年別死亡原因の推移
わが国の慢性透析療法の現況（2011.12.31）[1]

　心不全（26.7％）と脳血管障害（7.6％）および心筋梗塞（4.6％）の3つは合計38.9％で，これら3つは「心血管系疾患」と総称され，いずれも高血圧が主要な原因です。

　このように原因別に死因を分析すると，2011年における死因は次のようになります。

　第一位は，高血圧を原因とする心血管系疾患の38.9％
　第二位は，免疫能の低下と栄養失調を原因とする感染症の20.3％
　第三位は，悪性腫瘍の9.1％

　この図には示していませんが，死因として上記5つの疾患以外の「そのほか」が31.7％となっています。

　これらの成績から，「そのほかと悪性腫瘍」を除くと「高血圧と栄養失調」による死因は全体の59.2％と過半数を占めています。

　この年別死亡原因の推移は，「標準透析」の治療成績を反映したものです。

　大変皮肉な話ですが，4時間透析と厳しい食事制限を特徴とする"標準透析"が「高血圧を治せず，逆に，栄養失調を引き起こし」，ついには59.2％もの高頻度の死亡をもたらしたといえるでしょう。

　これらの年別死亡原因の推移から，「標準透析」を根本から見直す必要があると筆者は考えた次第です。

　そこで，透析患者の「高血圧と栄養失調」に関する過去の研究の歴史を振り返っ

表1　1992年，シャラ医師ら[2]の「長時間透析の金字塔的論文」

食塩制限（5g/日）と3×8hr HD/W（タサン法）
＜成績＞
445名の患者において透析開始数カ月後，98％の患者が降圧薬を中止できた。

てみることにします。

1992年，透析患者の「高血圧管理」について，仏のリヨン近郊にあるタサン透析センターのシャラ医師らが大変興味深い論文[2]を報告しました。

シャラ医師らのこの論文は「長時間透析の金字塔的論文」と評価されているもので，長時間透析の教科書です。

表1にその成績を示します。

シャラ医師らは「1日5gの食塩制限と週3回・1回8時間の長時間透析」を行いました。

この治療法をタサン法と呼んでいます。

タサン法を行うと，445名の患者において透析開始数カ月後に98％の患者が降圧薬を中止することができました。

ほぼ，100％近い降圧効果について，シャラ医師らは食塩制限と8時間透析による限外濾過により，「過剰の細胞外液量が正常化」したためであると説明しました。

実は，標準透析である"食塩制限と4時間透析による限外濾過"によっても，「過剰の細胞外液量は正常化」します。

しかし，コスラ医師およびジョンソン医師の報告[3]によると，4時間透析と食塩制限を受けている標準透析患者では，降圧薬を中止できたのは25％に過ぎず，さらに，降圧薬に対する抵抗性があることを指摘しています。

すなわち，1回4時間の標準透析患者では，高血圧の発現頻度が高く，降圧薬の使用頻度が高いにもかかわらず，降圧薬が効きにくいことが特徴とされています。

このような状況から，筆者はタサン法による"高血圧正常化の主役"は食塩制限と血液透析の限外濾過による「細胞外液量の正常化」ではなく，むしろ，「透析時間の延長効果＝尿毒素の除去効果」であろうと直感しました。

すなわち，タサン法による"高血圧正常化の主役"は「透析時間の延長による尿毒素の除去効果」で，「細胞外液量の正常化」は，むしろ，脇役に過ぎないと考えたのです。

透析治療とは，もともと，尿毒素を体内から取り除く治療法です。

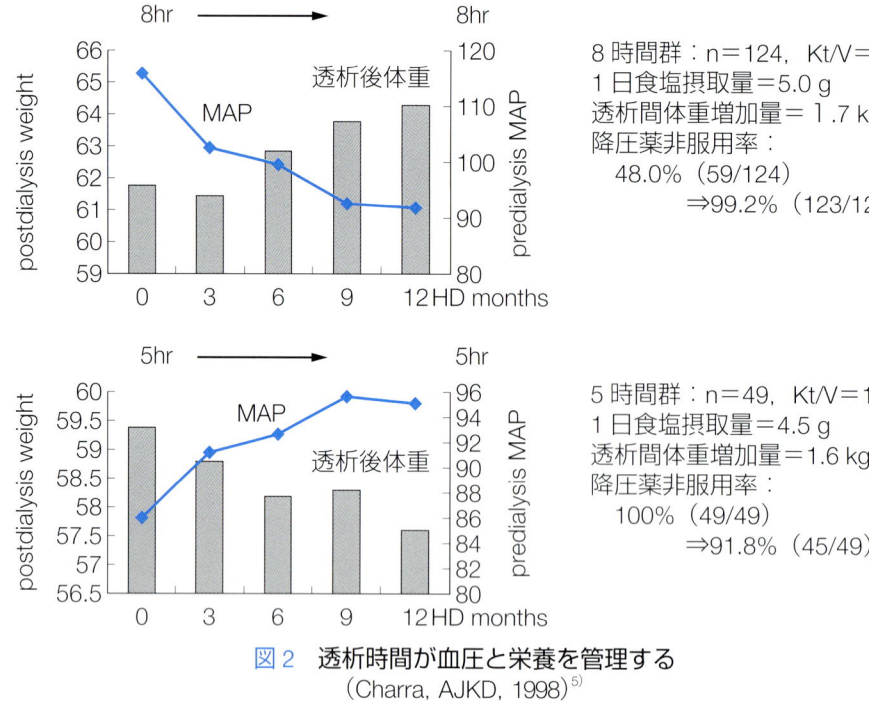

図2 透析時間が血圧と栄養を管理する
(Charra, AJKD, 1998)[5]

　尿毒素の除去と透析時間の関係については，ピエラトス医師[4]によると，4時間の短時間透析により除かれやすい尿毒素（主として小さい分子量の尿毒素）と8時間の長時間透析によりようやく除かれる尿毒素（主として大きい分子量の尿毒素）が存在します。

　もしも，4時間の短時間透析では除くことができないが8時間の長時間透析により除くことができる尿毒素が高血圧を起こす原因因子であるならば，タサン法の高血圧正常化は「主として大きい分子量の尿毒素の除去効果」によるものであろう，と筆者は推測しました。

　つまり，降圧薬非服用率の98％と25％の差が，透析時間の8時間と4時間の「主として大きい分子量の尿毒素の除去効果の差」にあると考えたのです。

　次に，シャラ医師らは1998年に「透析時間が血圧と栄養を管理する」という報告[5]を発表しました。

　この報告を図2に示します。

　同一施設で同一患者を用い，「透析時間の延長と短縮による血圧と栄養に対する効果」を1年間にわたり継続して調査した貴重な報告です。

　図2の上段は8時間透析群の成績で，124名の患者に5時間透析を6カ月間以上実施した後，8時間透析に移行し1年間継続しました。

1年間の透析前平均血圧（MAP）と透析後体重（栄養状態の反映）を測定しました。

　5時間から8時間への3時間の透析時間の延長により，透析前平均血圧（MAP）は低下し透析後体重は増加しました。

　しかし，透析前平均血圧（MAP）の変化と透析後体重の変化はいずれも統計学的に有意ではありませんでした。

　一方，図2の下段は5時間透析群の成績で，対象は124名の同一患者の内の49名です。

　この49名は，8時間透析を6カ月間以上実施することにより降圧薬を中止することができました。

　しかし，5時間透析を希望したため8時間透析から5時間透析に移行し，これを1年間継続しました。

　この1年間の透析前平均血圧（MAP）と透析後体重を測定しました。

　8時間から5時間への3時間の透析時間の短縮により，透析前平均血圧（MAP）は統計学的に有意に上昇し，透析後体重は統計学的に有意ではありませんが減少しました。

　この2つの研究では，透析効率であるKt/Vは8時間群が1.89と5時間群が1.79でした。

　1日の食塩摂取量は8時間群が5.0 gと5時間群が4.5 gで，透析間体重増加量は8時間群が1.7 kgと5時間群が1.6 kgでした。

　これらはいずれも2群間で統計学的な有意差はみられませんでした。

　しかし，1日の食塩摂取量を詳細にみますと，8時間群の5.0 gに対して5時間群は4.5 gで，2群間には統計学的に有意差はないとのことですが，8時間群では5時間群よりも平均0.5 g（11.1％）も多くの食塩を摂取していました。

　以上の成績を要約しますと，透析時間の5時間から8時間までの3時間の延長が，食塩摂取量の増加傾向にもかかわらず，透析前平均血圧（MAP）は減少傾向を示し，合わせて，透析後体重（栄養状態の反映）は増加傾向を示したことになります。

　シャラ医師らの論文[2,5]から，透析患者の「高血圧と栄養失調」を改善する"一条の光"がみえてきました。

　それは「透析時間の延長と食事制限の緩和を組み合わせる治療法」です。

　2003年11月，筆者が第2回目のタサン透析センターを訪れたときのシャラ医師と筆者の写真を図3に示します。

　筆者が長時間透析を始めて今日まで継続することができたのは，シャラ医師との

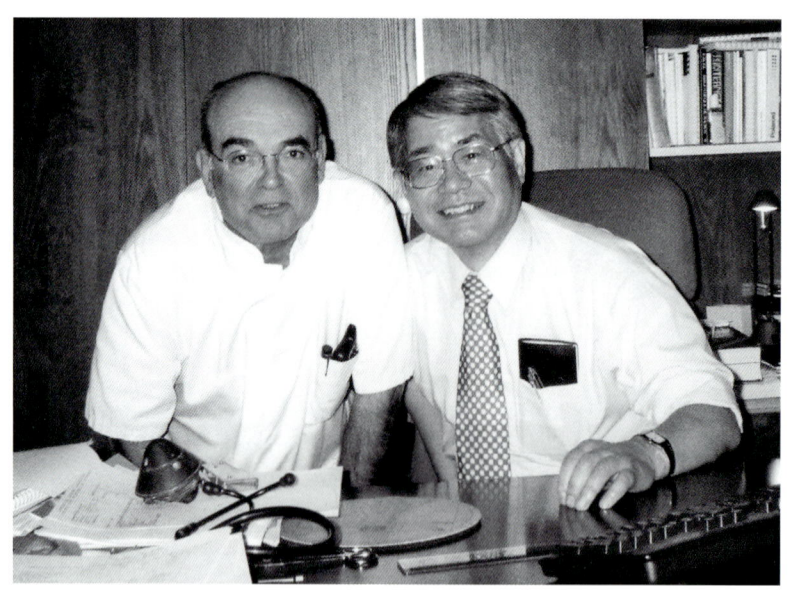

図3 シャラ医師（Charra）との出会い
（2003.11 タサンにて）

出会いがあったからです。

② 「長時間透析と限定自由食」治療法の手技

上記のように，1992年と1998年のシャラ医師らの2つの報告[2,5]から，「透析時間の延長と食事制限の緩和を組み合わせる治療法」が高血圧と栄養失調を同時に改善する可能性があると推測しました。

この推測は臨床の現場で試みる価値があると判断しました。

そこで，シャラ医師らの論文を読んだ翌年の1998年8月から「1回6〜8時間の長時間透析と健康家族と，ほぼ，同じ食事で，果物などカリウムを多く含んだ食物だけを控える限定自由食」治療法を開始しました。

「長時間透析と限定自由食」治療法（以後，本法と略す）の手技を表2に示します。

「4時間透析と食塩制限を特徴とする標準透析」と本法の異なる点は，次の3つです。

本法では

① 食事は，カリウムに注意する以外は健康家族と，ほぼ，同じで，過剰でない範囲内で食塩を摂り，特に，制限はしていません。

健康な家族と同じ食事を摂ることをすすめています。

現在は，健康な成人でさえも食塩を控えめに摂ることがすすめられています。

表2 「長時間透析と限定自由食」治療法の手技

食　事	限定自由食：K以外は健康家族と同じ自由食 ・1日食塩摂取量　　　8〜12 g ・1日蛋白摂取量　　　70〜80 g ・1日カロリー摂取量　1800〜2300 kcal ・透析間体重増加量　　3.0〜3.5 kg
透析時間	週3回・1回6〜8時間
透析方法	血液透析・血液ろ過透析
透析膜	PES膜・CTA膜・PS膜　1.5〜2.5 m^2
透析液	重炭酸透析液　300 mL/分 エンドトキシンを含まない（測定感度以下）
血液流量	80〜180 mL/分

しかし，透析患者では過度の食塩制限を長期間続けると，ほぼ，例外なく体重が減少し栄養失調を引き起こすため，過剰でない範囲内で健康家族と同じ食事をすすめているのです。

② 透析回数は週3回で，透析時間は1回・6〜8時間です。

③ 血液流量は比較的少なく，80〜180 mL/min を用い，目標とする透析効率は血液のベーター2-ミクログロブリン（β2MG）レベルで30 mg/L 以下，できれば，25 mg/L 以下を目標としています。

3　治療の実際

1）症例報告（IS 例）

① IS 例（51歳，男性）の病歴

症例の当院への転院に至るまでの経過を表3に示します。

基礎疾患は慢性腎炎で，透析開始7カ月後の2003年3月初旬に2次性副甲状腺機能亢進症のため副甲状腺の全摘出術を行い，その一部を筋肉内に移植しました。

副甲状腺全摘出術施行後の2003年3月末に当院へ転院しました。

転院時の体重は 62 kg で，30〜31歳の健康時の体重の 82 kg（身長は178 cm）よりも 20 kg も痩せ高度の栄養失調の状態でした。

栄養失調について，筆者はシャラ医師の同僚であるシャゾウ医師らの報告[6]を参考にして，健康時の体重よりも数 kg 以上（通常，3〜4 kg 以上）の体重減少を栄養失調と定義しています。

表3 IS例（51歳，男性） CN由来の慢性透析患者

小児期より，扁桃腺炎を繰り返す。
1986年（26歳）尿蛋白陽性にて腎生検を受け，慢性腎炎と診断された。
1994年（34歳）腎機能の低下を指摘された。
1996年（36歳）血清クレアチニン 3.3 mg/dL となる。
2002年8月　血清クレアチニン 11.0 mg/dL にて血液透析（3×4 hr HD/W）に導入された。
2003年3月　副甲状腺全摘，一部筋肉内植え込み術を受けた。
2003年3月　他施設から当院へ転院した。体重は 62 kg。

＊健康時（30～31歳）の体重は 82 kg，身長は 178 cm

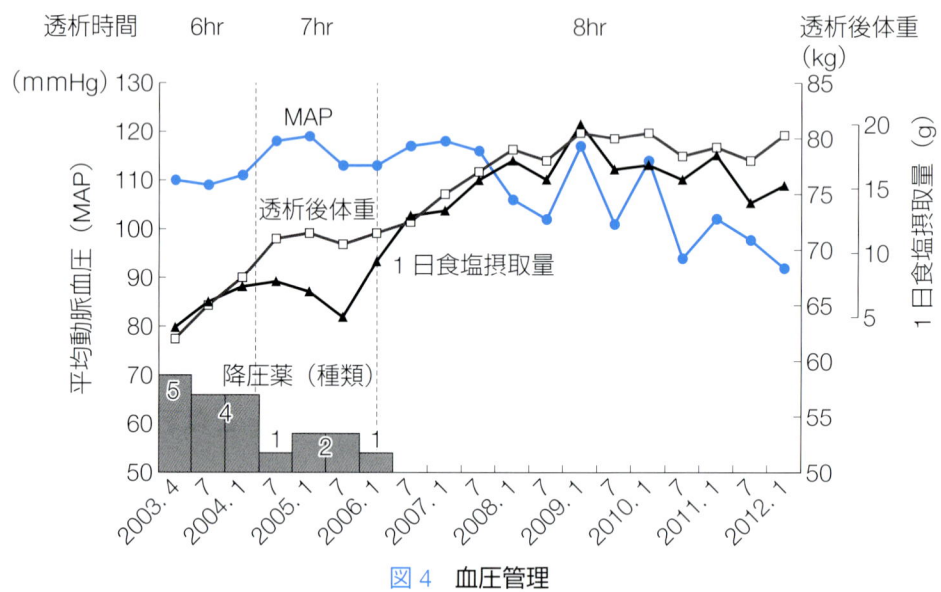

図4　血圧管理

② 血圧管理

9年間の血圧管理を図4に示します。

2012年3月現在まで，6時間透析を1.2年間，7時間透析を1.6年間，その後8時間透析を6.2年間，合計9年間にわたり6～8時間の長時間透析を実施しました。

平均血圧（MAP）は6～7時間透析では 120 mmHg 以下，8時間透析では8時間透析へ移行して1年半後ころから徐々に低下し，多少の変動はありますが2010年1月ごろから 100 mmHg 以下に安定して低下しています。

平均血圧（MAP）の正常範囲は日本[7]では 100～120 mmHg の範囲内，シャラ医師ら[2]は 99 mmHg 以下としています。

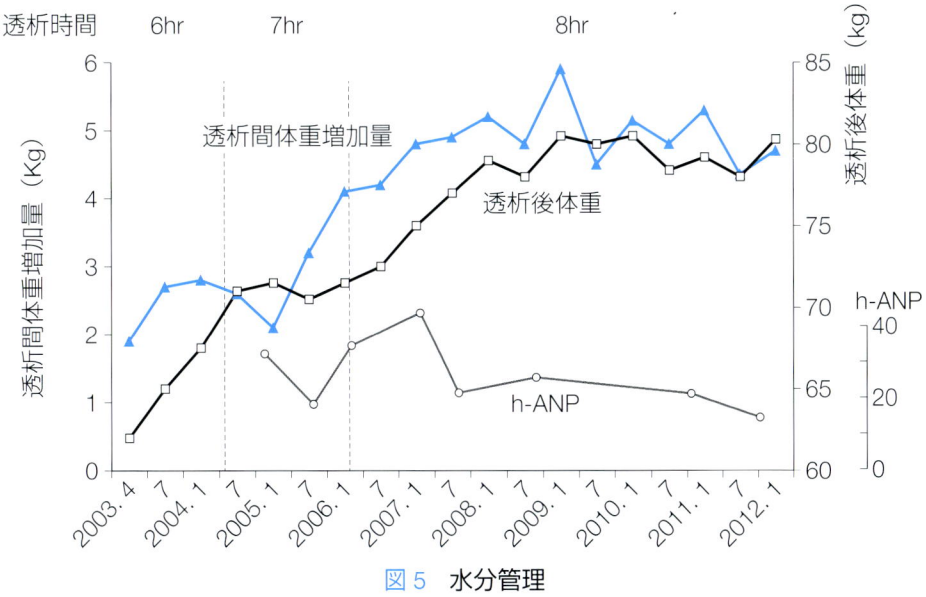

図5　水分管理

筆者は100 mmHg以下を目標としています。

透析後体重は，透析時間の延長に一致して増加し，転院時の62 kgから9年後には80 kgまで18 kg増加しました。

健康時の体重が82 kgであったことから，18 kgの体重増加は患者が肥満になったというよりも，むしろより健康時へ，ほぼ，回復したと考えました。

1日の食塩摂取量（以後，食塩と略す）については，転院時は5 g以下でしたが，透析時間の延長に一致して増加し，8時間透析になると10～17 g，最高で20 gに達しました。

降圧薬の服用種類は，転院時5種類でしたが，7時間透析になり1～2種類へと減少し，8時間透析では比較的早期に全面中止することができました。

③ 水分管理

9年間の水分管理を図5に示します。

透析間体重増加量は，転院時2 kg前後でしたが，透析時間の延長に一致して著明に増加し，8時間透析になると4～5 kg，最高6 kg近くまで達しました。

7時間透析になって測定したヒト心房性ナトリウム利尿ペプチド（h-ANP）は，全経過を通して40 pg/mL以下，8時間透析になると1年半後から20 pg/mL前後に安定して正常範囲内を維持しています。

この成績は，4～5 kgの透析間体重増加量（主として水分の増加）が，回復し腫大・正常化した筋肉細胞内に取り込まれ細胞外液量の増加が起こらなかったために，浮

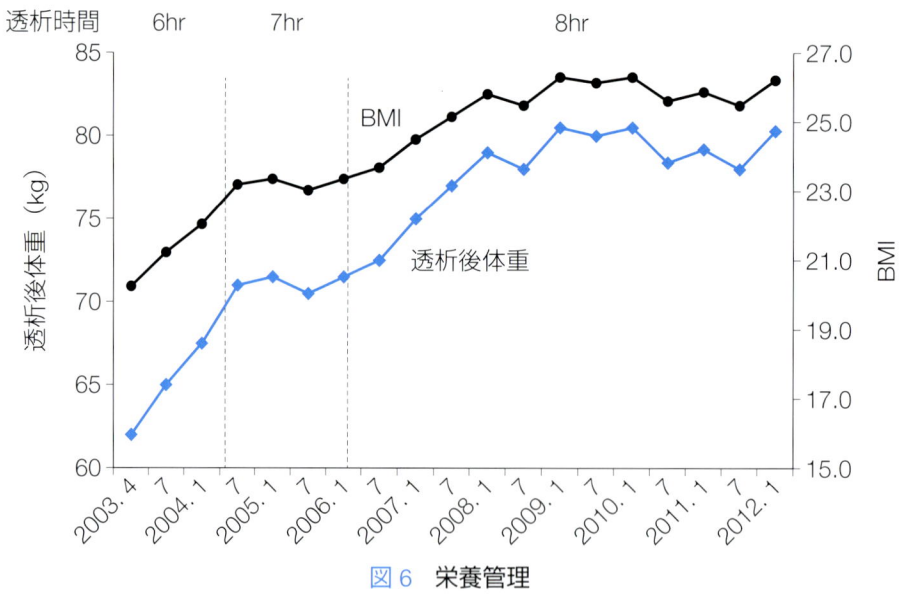

図6 栄養管理

腫や高血圧がみられなかったのであろうと考えました。

IS 例の経験から，h-ANP の低下・正常化は筋肉量の増加を，h-ANP の上昇は筋肉量の減少を示唆しているといえます。

④ 栄養管理

9 年間の栄養管理を図 6 に示します。

体格指数［(BMI＝体重/身長^2)×100＝kg/m^2］は，透析時間の延長と透析後体重の増加に一致して増加し，転院時の 20 kg/m^2 から 9 年後には 26 kg/m^2 前後まで増加しました。

この成績は，透析後体重増加が単なる浮腫によるものではなく栄養改善の結果であることを示しています。

⑤ 貧血管理

9 年間の貧血管理を図 7 に示します。

ヘマトクリット（Ht）値は，全経過を通して 30％以上を示しています。

エリスロポエチン（EPO）製剤の 1 週間の使用量は図の最下段に示すように，透析時間の延長に一致して減少し，8 時間透析になり中止しました。

EPO 製剤中止の 1 年後と 2 年後の 2 回にわたり血中 EPO 濃度を測定しました。

EPO 中止 1 年後は 63.6 mIU/mL と正常の 2 倍の高値を，さらに，2 年後は 19.8 mIU/mL と正常範囲内でした。

このように，血中 EPO 濃度が正常かそれ以上あるため，十分な透析治療による尿

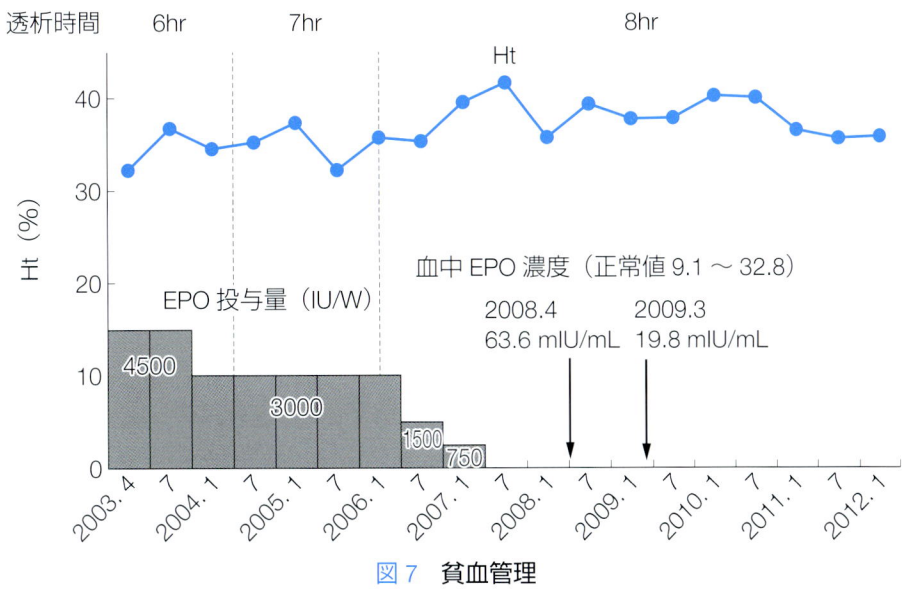

図7　貧血管理

毒素の除去を行い，さらに，蛋白質や鉄分などの栄養素を十分に補充すれば，EPO 製剤が不要になることを示しています。

⑥ IS 例における本法の治療効果のまとめ

本法は「食塩を正常かそれ以上摂取しても」「9 年間に体重が 18 kg 増加しても」「透析間体重量が 4～5 kg 増加しても」透析時間を 6 時間以上，特に，8 時間透析を実施することにより高血圧は正常化しました。

同時に，体重は，ほぼ，健康時の体重まで回復し，エリスロポエチン製剤も不要になり貧血も改善し，栄養状態が改善することを証明しました。

以上を要約しますと，「透析患者の高血圧の正常化」は，食塩制限や水分制限によるのではなく，透析時間の延長によって達成されることが証明されました。

特に，8 時間透析は「高血圧と栄養失調」を同時に正常化することができる黄金の透析時間（Golden timespan）といえます。

2）かもめクリニックの年間死亡率と死亡原因

① 1999～2011 年の 13 年間における死亡率の推移

1999～2011 年の 13 年間における死亡率の推移を表 4 に示します。

13 年間の年間死亡率は最少が 1.3%，最大が 6.8% で平均 4.7% でした。

表4 1999〜2011年の13年間における死亡率の推移

	1999	2000	2001	2002	2003	2004	2005	2006	2007	2008	2009	2010	2011
患者数	73	79	102	105	46	110	213	285	374	377	475	524	527
死亡数	2	3	6	5	1	4	9	12	16	16	25	34	20
死亡率(%)	2.7	3.9	6.6	4.8	1.3	5.1	5.6	4.8	4.9	4.3	5.9	6.8	3.8

＊13年間, 延べ3,290名：死亡153名（平均年間粗死亡率4.7%）

表5 1999〜2011年の13年間における死亡患者153名の死因の内訳

	かもめクリニック n=153	全国統計（2011年）[1] n=28,768
	%	%
心不全	1.3	26.7
脳血管障害	11.8	7.6
感染症	11.1	20.3
悪性腫瘍	15.7	9.1
心筋梗塞	3.9	4.6
そのほか	56.2	31.7
累積粗死亡率	4.7	10.2

② 1999〜2011年の13年間における死亡患者153名の死因の内訳

かもめクリニックの153名と全国統計（2011年）の28,768名の死因を比較し表5に示します。

かもめクリニックでは, 全国統計と比較すると, 心不全は1/20以下（1.3%/27.7%）と極端に少なく, 心血管系疾患は1/2以下（17.0%/38.9%）でした。

感染症は約1/2（11.1%/20.3%）と減少していました。

一方, 悪性腫瘍は約1.7倍（15.7%/9.1%）, そのほかは約1.7倍（56.2%/31.7%）多くみられました。

かもめクリニックにおける死因の特徴は, 心不全が1/20以下と極端に少なく, 心血管系疾患が1/2以下, 感染症も1/2程度と全国統計と比較して明らかに少なくなっていました。

かもめクリニックで, 心不全が極端に少なく, また, 感染症が少ない理由の1つは, 後に記す, 死因の「そのほか」の項目で取り上げる"カルシフィラキシス"の扱いにあります。

一方, 悪性腫瘍とそのほかが, 共に約1.7倍と多くみられました。

表6 その他，86名の内訳

カルシフィラキシス	41
突然死（自宅での死亡）	18
不整脈	4
消化管出血	4
事故（硬膜下血腫とくも膜下出血および焼死）	3
術後合併症	3
肺塞栓	2
肝硬変	2
Microscopic PA	1
トロサハント	1
腹部大動脈破裂	1
急性間質性肺炎	1
高カリウム血症	1
イレウス	1
慢性骨髄性白血病	1
再生不良性貧血	1
悪性症候群	1

累積粗死亡率はそれぞれ，4.7％および10.2％となっており，かもめクリニックは全国統計の1/2以下でした。

③「そのほか」86名の内訳

「そのほか」86名の内訳を表6に示します。

「そのほか」86名の内41名（約48％）がカルシフィラキシスとなっています。

筆者は，カルシフィラキシスとは，糖尿病や腎硬化症などが原因となって透析治療に導入され，最終的に動脈硬化性末梢動脈閉塞症などの"血管の石灰化を伴う高度の動脈硬化性疾患"により死亡した患者や70歳以上の高齢者が老衰により死亡したような状態と定義しました。

筆者以外の全国統計に参加している多くの医師は，このような状態で死亡したときに，死因を心不全としている可能性があります。

また，このような状態に感染症が加われば，死因を感染症としている可能性があります。

このように，死因としてカルシフィラキシスを用いているのは，多分，筆者だけで，全国統計とは明らかに異なります。

1993年，慢性腎炎を基礎疾患とする46歳の男性患者で2次性副甲状腺機能亢進症を合併し，全経過を通して血管の石灰化を伴う高度の動脈硬化性疾患により，最終的には四肢末梢の壊死と片側の上肢の切断および感染症に罹患し，ついには，播種性血管内凝固症候群（DIC）から消化管出血により死亡し，剖検により詳細な検索

を行った12.5年の透析歴を有する1症例を経験し報告[8]しました。

　この症例の死因は，ほかの施設では，直接死因として「心不全」か「感染症」，あるいは，そのほかの死因として「播種性血管内凝固症候群（DIC）」か「消化管出血」として登録される可能性があります。

　筆者は，"カルシフィラキシス"を死亡病名として用いたほうが，患者の「全経過が血管の石灰化を伴う高度の動脈硬化症を特徴としていること」を表現するうえで，上に述べた直接死因を示すよりも，より適切な死亡診断名であろうと考えました。

　このような事情で，1993年以後"カルシフィラキシス"という死亡診断名を用いており，これからもこの診断名を継続して使用したいと考えています。

21世紀の慢性透析治療法を革命しよう―長時間透析物語

Ⅲ
元気で長生きの秘訣は，透析期間が長くなっても「透析アミロイドーシス」にならないことです

YF例（63歳，女性）の経験

① 病歴（表7）

　この例は急性腎炎の遷延から慢性腎炎となり，ついには，慢性腎不全のため間欠的腹膜透析（IPD）から週3回・1回6時間透析を約3年半受けた後，週3回・1回4時間の標準透析に移行しました。

　このような病院施設での外来透析を18年間受けた1997年ごろから透析アミロイドーシスの症状が発症し，6指のバネ指，左右の手根管症候群，右肩腱板損傷，左膝裏のアミロイド沈着による疼痛を訴え，合計10回の手術を受けました。

　2000年ごろから右膝裏のアミロイド沈着によると思われる疼痛が出現し，今までの経験から早期の手術が必要になることが予測されました。

　YF患者の話では，このときは肉体的にはもちろんのこと精神的にも追い詰めら

表7　YF例（63歳，女性），AGN由来の慢性透析患者

1972年	急性腎炎となり，蛋白尿が持続した。
1979年	慢性腎不全となり，間欠的腹膜透析（IPD）から標準血液透析（3×4hrHD）へ移行した。
1997年	（透析歴18年）から透析アミロイドーシスの症状［バネ指（6指），左右の手根管症候群（CTS），右肩腱板損傷，左膝裏のアミロイド沈着］が出現し，合計10回の手術を受けた。
2000年	右膝裏のアミロイド沈着によると思われる疼痛が出現した。
2001年	右膝裏のアミロイド沈着の手術を回避できる可能性は不明であったが，いちるの望みを託して「在宅血液透析」を開始した。透析時間を週12時間から20時間へ延長したところ，開始1カ月後疼痛は軽減し，3カ月後消失した。
2009年5月	右CTSが再発した。透析時間を週23～24時間から27～28時間に延長したところ，1.5年後に自覚的に95%改善した。

17

表8　使用機材と透析液の性状

1．コンソール	日機装社　DBB-26
	ETRF　EF-01　2本装着
2．ダイアライザー	APS-18SA
3．透析液	AF2〜3号
4．エンドトキシン	1.0 EU/L以下
5．R2A-MF	好気性菌の発育を認めない。

2012年，3月現在の透析スケジュールと透析条件

透析時間	月　水　金　土
	8　8　8　3〜4
血液流量	100 mL/min
透析液流量	350 mL/min
ダイアライザー	APS-18SA

れ，毎日が地獄の日々であったそうです。

病院施設での1回4時間の標準透析を受ける限り続く，先の見えない「繰り返す透析アミロイドーシスの発症と手術」に，心身共に参ってしまったようです。

解決策の全くみえない中で，自分でできることを模索し，いちるの望みを託して「在宅血液透析」を選択しました。

このような事情で，YF例は2001年から在宅血液透析を開始しました。

透析時間の大幅な延長（週12時間から20時間へ，週8時間の延長）により3カ月後に疼痛は改善しました。

2009年5月，右の手根管症候群が再発し，透析時間のさらなる延長（週23〜24時間から週27〜28時間へ，週3〜5時間の延長）により，1年半後の2010年11月には自覚的に95％の改善を認めました。

在宅血液透析を開始して以来，食事は健康家族と，ほぼ，同じ食事を食べており，過剰な水分摂取に注意している程度です。

使用機材と透析液の性状および2012年3月現在の透析スケジュールと透析条件を表8に示します。

ダイアライザーは1.8 m^{2}を使用しています。

エンドトキシンは持続的に1.0 EU/L以下でかつ好気性菌の発育を認めていません。

2012年3月現在，血液透析は週4回で，1回の透析時間は8，8，8，3〜4時間となっており，週合計27〜28時間を行っています。

②2回の透析時間の大幅な増加による臨床効果を表9-Aと表9-Bに示します。

表9 透析時間の大幅増加の臨床効果

A．2001年4月以前と以後：病院透析（週12時間）と在宅血液透析（週20時間）の比較

	病院	在宅
週の総透析時間	12	20
1．椅子からの自力起床	不可	可
2．ベッドからの起床	不可	可
3．スムーズな歩行	不可	可

B．2009年5月（透析時間：23-24 hr/W）と2010年11月（透析時間：27-28 hr/W）の右CTSの症状の比較

	2009.5	2010.11
週の総透析時間	23～24	27～28
雑巾絞り	不可	可
書字	不可	可
ボタンの縫い付け	不可	可
ペットボトルのキャップ外し	不可	可
$\beta2MG$　20 mg/L以下	不安定	安定

＊自覚的に2010.11には，CTSは95％改善した。

表10 在宅血液透析の利点と魅力

1．透析室のエアコンを自在に管理できる。
2．透析日と透析時間の自由選択ができる。
3．食事が自由で家族と同じ食事ができる。
4．エリスロポエチン製剤や降圧薬が不要。
5．自己管理が容易で制限が極端に少ない。

　このような目覚ましい治療効果は筆者自身経験したことがありません。
　この例は共同研究者であるYF患者自身の「在宅長時間・頻回血液透析」の貴重な経験です。
　この貴重な経験から，透析アミロイドーシスが発症した早期にこのように透析時間を延長すれば，全部ではないかもしれませんが，治癒しうる症例が存在することを教えてくれます。
　透析時間を大幅に延長すれば，透析アミロイドーシスは発症しない，または，いったん発症した透析アミロイドーシスが改善する余地があることを証明した貴重な症例といえます。
　③YF患者が感じた，在宅血液透析の利点と魅力を表10に示します。

YF患者は，透析を実施する以外は，食事制限もほとんどなく生活上の制限がきわめて少なく，ほぼ自由な環境にいることがわかります。

21世紀の慢性透析治療法を革命しよう―長時間透析物語

IV

元気で長生きの秘訣は，仕事を失わないことです
―そのために「完全社会復帰を目指した深夜長時間透析」をすすめます―

　仕事を持って働いている透析患者にとって究極の透析治療は，疑いもなく，深夜長時間透析治療です。

　筆者らは，2008年10月から横浜の施設で深夜の8時間透析を2012年3月現在まで3年半実施しています。

　筆者らは，横浜で実施する前は，茨城県日立市の施設で同様の透析を約3年間にわたり実施してきました。

　現在，日立市の施設では深夜長時間透析は中止し，準夜間帯を利用し1回・6～8時間の長時間透析を行っています。

　このように筆者らは，日立市と横浜市で合計約6年半の深夜の8時間透析を経験しています。

1）深夜長時間透析の適応（表11）

　適応除外としては，特に心臓合併症（高度の心機能低下・不整脈・狭心症や心筋梗塞の既往患者）や脳卒中の既往患者さらには高齢者などとしています。

2）深夜長時間透析の透析条件（表12）

　主として，V型のダイアライザーを使用しています。

　血液流量は平均152 mL/minと比較的少量を用いています。

表11　深夜長時間透析の適応

1．当院で，3×8 hrHD/Wを安定的に実施できる状態である。
2．ECGで，不整脈がない。
3．心筋梗塞や脳卒中の既往歴がない。
4．心エコーで，壁運動に異常なく，EF＞60%，さらに中等度以上の弁膜症を有していない。

表12 深夜長時間透析の透析条件

(2011/05/31 現在)

1．透析時間	7.5〜8.0 hr
2．V型透析膜面積	2.43±0.18（1.9〜2.5）m²
3．血液流量	152±1.0（100〜200）mL/min
4．透析液流量	300 mL/min（1名 500 mL/min）
5．除水方法	
均等除水	総除水量　3.0 Kg 未満
プログラム除水	総除水量　3.0 Kg 以上
6．10% NaCl の間欠投与	8名　施行中（1〜3 A）

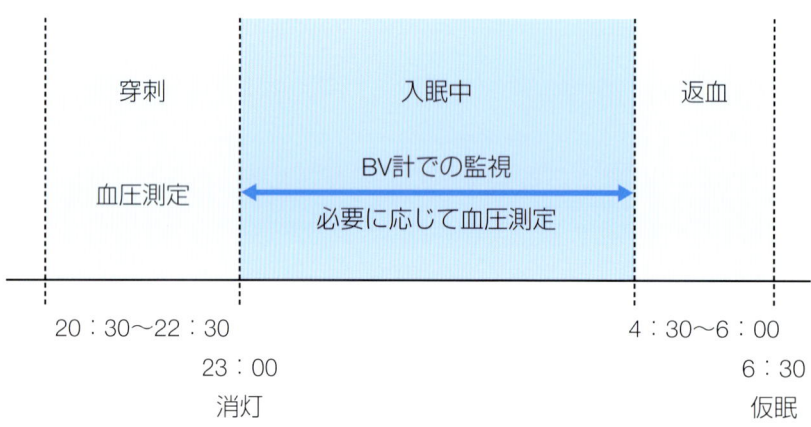

図8　深夜長時間透析のタイムスケジュールと監視方法

3）深夜長時間透析のタイムスケジュールと監視方法（図8）

穿刺開始時間は20：30〜22：30の時間帯で，23：00から消灯とし，入眠中はBV計（Blood volume計：血液量監視機能装置）を用いて監視し，定期的な血圧測定は良眠を妨げるため行っていません。

必要時に適宜，血圧を測定しています。

夕食は自宅や透析室で食べています。

食事がほぼ自由食であるため，自由に店屋物を取り寄せ半個室のベッド上で食べる患者もいます。

透析終了時の返血と抜針は4：30〜6：00としています。

患者は6：30まで半個室のベッドで仮眠し，その後ベッドを離れて食事をして職場に行きます。

患者の中には，いったん，自宅に帰り食事をして職場に行く人もいます。

4）消灯前の写真（図9）

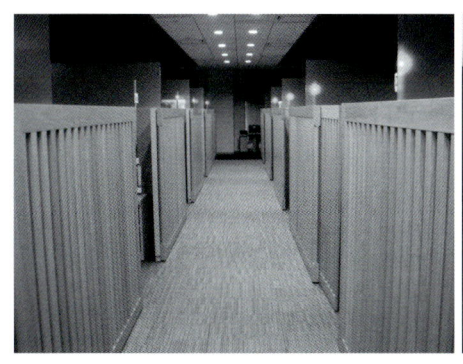
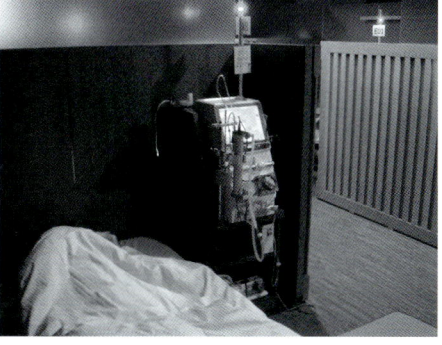

フロア全体　　　　　　　　　　　　　個室内

図9　消灯前

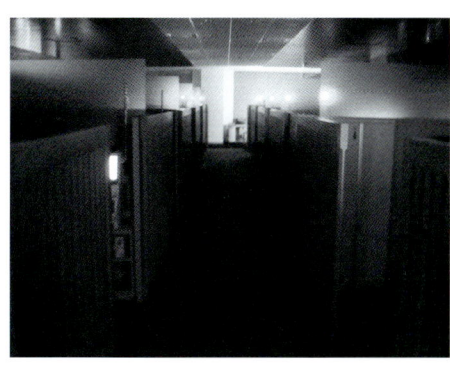
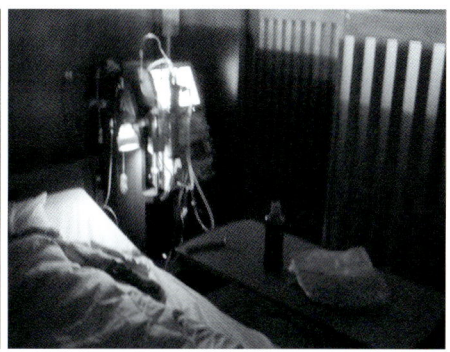

フロア全体　　　　　　　　　　　　　個室内

図10　消灯後

5）消灯後の写真（図10）

6）2年間連続して追跡し得た19名の患者を対象として「血圧管理と栄養管理」を検討しました。

① 19名の背景（表13）

② 19名の患者の透析後体重の推移（図11）

深夜長時間透析を開始後，6カ月までは体重減少がみられますが，9カ月以後から反転増加し，18カ月以後になると統計学的に有意の体重増加がみられました。

③ 一人当たりの降圧薬の服用錠数の推移（図12）

降圧薬の服用錠数は徐々に減少し，24カ月後ではほとんどゼロに近づき，開始時と比較して統計学的に有意の減少を認めました。

このように，深夜長時間透析を受けている患者では，透析後体重が開始後18カ月

表 13　深夜長時間透析の対象

深夜透析患者	19 名		
男　／　女	13　／　6		
年齢（歳）	45.9±12.1（31〜77）		
基礎疾患			
CN	8 名	慢性腎盂腎炎	1 名
IgA 腎症	2 名	アルポート症候群	1 名
PKD	1 名	そのほか	6 名
平均透析歴（年）	12.8±7.8（4.7〜36.5）		
深夜透析歴（年）	2 年〜2 年 8 カ月		

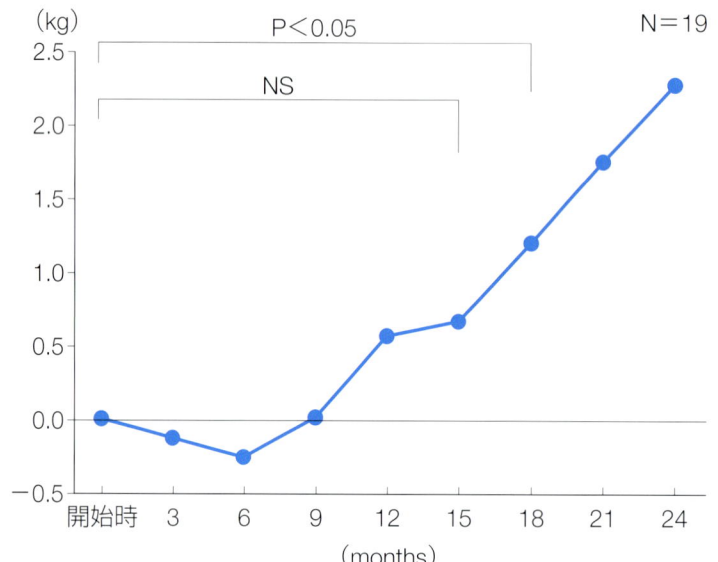

図 11　深夜長時間透析開始時を基準にした透析後体重の推移

で統計学的に有意の増加を認めたにもかかわらず，降圧薬の服用錠数は徐々に減少し「高血圧と栄養失調」の同時の改善がみられています．

　2012 年 3 月現在，深夜間の 8 時間の長時間透析を受けている患者は 50 名になります．

　過去，3 年半の間の事故（アクシデント）については，抜針事故や透析を中止するような大きなアクシデントはありません．

　また，深夜長時間透析中に死亡に至った例はありません．

　深夜長時間透析を安全に施行するためには透析中の監視を十分に行うことは当然ですが，十分な監視と合わせて，深夜長時間透析を受けている患者が"元気でいる

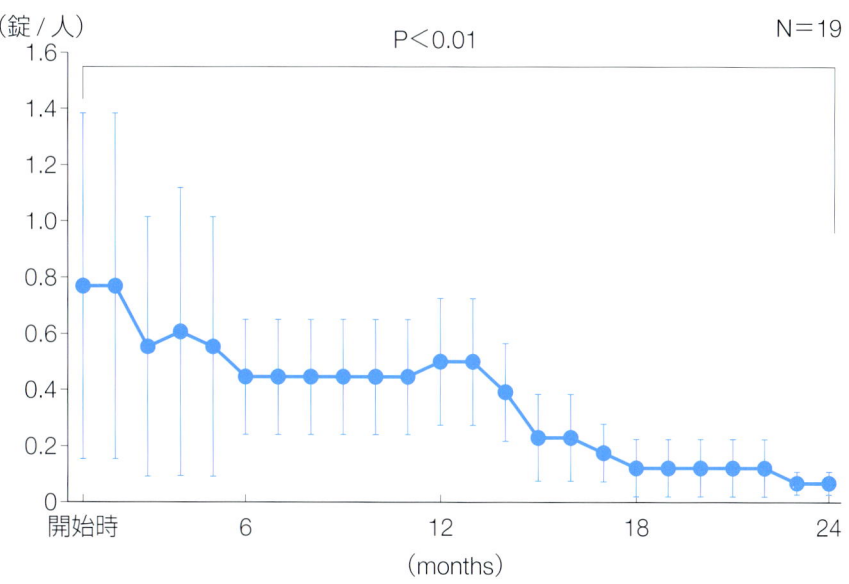

図 12 一人当たりの降圧薬服用錠数の推移

こと"が安全を保証する重要な条件となります。

　患者が"元気でいること"とは患者の透析後の体重がほぼ健康時まで回復し，合わせて，降圧薬とエリスロポエチン製剤を減量または中止できる状態をいいます。

21世紀の慢性透析治療法を革命しよう―長時間透析物語

V
「食塩と高血圧」の関係は単純ではなく，複雑で謎に包まれています

　従来から，透析患者の高血圧は「食塩が原因で，食塩を制限すれば高血圧が正常化する」という"単純な考え方"が広く信じられてきました。

　しかし，現実には，「食塩と高血圧の関係」はそれほど単純ではなく複雑です。

　例えば，4時間の標準透析を受けている多くの透析患者において，食塩を制限しても高血圧が正常化しないため多くの降圧薬を使用することは日常よく経験することです。

　食塩を厳しく制限し，さらに，降圧薬の使用により高血圧が不安定ながらもやっと正常化したということは，厳密には，高血圧がなお持続していることを意味します。

　筆者は，今まで，臨床研究のテーマとして「食塩と高血圧」の複雑な関係の謎を解明しようと努力してきました。

　この謎を解くキーワードは次の3つだと筆者は考えます。

　「食塩感受性と食塩抵抗性」と「食塩感受性尿毒素」および「浸透圧活性ナトリウム（Na）と浸透圧不活性Na」の3つです。

　食塩は水に溶けるとナトリウムイオン（Na^+）とクロールイオン（Cl^-）に分かれます。

　高血圧に関係するイオンはNa^+です。

　Na^+を以後単にNaと表現します。

1　食塩感受性と食塩抵抗性

　「食塩と高血圧」の関係を複雑にしている最大の原因は"食塩感受性と食塩抵抗性"という現象です。

　この現象を解き明かすことが，透析患者の高血圧を包括的に理解する鍵となりま

す。
　まず，IS例の経験から「食塩感受性と食塩抵抗性」という現象を考察しましょう。
　IS例の透析時間別の「1日の食塩（摂取量）と降圧薬の服用状況」を比較します。
　降圧薬の服用状況から「高血圧と高血圧の正常化」を，筆者は次のように定義します。
　降圧薬を服用していることを「高血圧状態」である。
　降圧薬を中止し，降圧薬がゼロになることを「高血圧が正常化」した。
　IS例は，4時間透析では「食塩5g以下～5gと降圧薬5種類」，8時間透析では「食塩10～17gと降圧薬ゼロ」になりました。
　このように，IS例は4時間透析では食塩が"少なくても"高血圧がみられ，8時間透析では食塩が"4時間透析時の2～3倍多くても"高血圧は正常化しました。
　実は，IS例は4時間透析では食塩を多く摂ると一層の高血圧が起こります。
　このように，IS例は4時間透析では"食塩が少なくても多くても"高血圧が起こります。
　一方，8時間透析では"食塩が少なくても多くても"高血圧は起こりません。
　従来から，透析患者の高血圧は「食塩を多く摂ると高血圧が起こり，食塩を制限すると高血圧が正常化する」という"単純な考え方"が常識とされてきました。
　しかし，IS例の成績はその常識を覆し，「食塩と高血圧」の関係が"単純ではなく複雑である"ことを示しています。
　このようなIS例にみられるような「食塩と高血圧」の複雑な関係は，私たちが今まで学んできた「ただ単純に，"食塩が高血圧の原因で，食塩を制限すれば高血圧が正常化する。"」と教えている教科書では説明することはできません。
　この「食塩と高血圧」の複雑な関係を理解する唯一の手がかりは，「食塩感受性と食塩抵抗性」という考え方です。
　この考え方によると，食塩の摂取が"多いと"高血圧が起こる状態を「患者が食塩感受性である」と呼びます。
　一方，食塩の摂取が"多くても"高血圧が起こらない状態を「患者が食塩抵抗性である」と呼びます。
　IS例は，4時間透析において「食塩感受性」となり，8時間透析において「食塩抵抗性」となりました。
　食塩感受性とは，患者の食塩に対する血圧の反応（食塩・血圧反応性＝Na・血圧反応性）が亢進している状態で，僅かの食塩でさえも高血圧を起こします。
　一方，食塩抵抗性とは，患者の食塩に対する血圧の反応（Na・血圧反応性）が低

図 13　LK Dahl

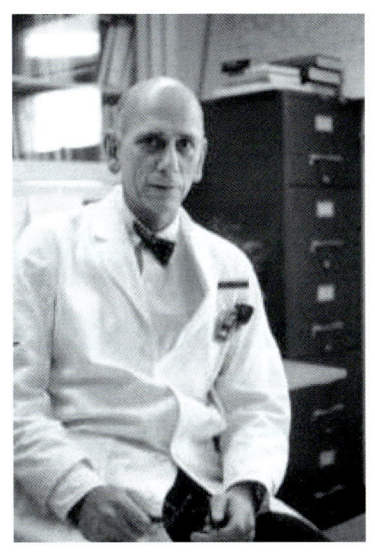

く抑制されている状態で，多くの食塩を摂っても血圧はほとんど変化しません。

透析患者（例えば，IS 例）において，食塩感受性と食塩抵抗性を決定する因子は，疑いもなく，透析時間です。

IS 例にみるように，透析時間が短いと，なぜ，患者の血圧は食塩に対して敏感（食塩感受性）になり，一方，透析時間が長いと，なぜ，患者の血圧は食塩に対して鈍感（食塩抵抗性）になるのでしょうか？

まず，「食塩感受性と食塩抵抗性」についての研究の歴史を振り返り，それらを紹介しましょう。

1960 年代の初めに，ダール医師ら（図 13）が「食塩感受性と食塩抵抗性」という概念[9]を提唱しました。

彼らはネズミを用いた動物実験を行い，食塩感受性と食塩抵抗性に関する多くの論文[9〜12]を 1960〜1974 年にかけて発表しました。

ダール医師らが 1964 年に報告[9]した成績を図 14 に示します。

スプラグダゥリー・ネズミ（SD ネズミ）に 9％の高濃度食塩食を食べさせ，数世代にわたり高血圧ネズミ（S rat）同志と正常血圧ネズミ（R rat）同志を交配させたところ，図 14 のように第 3 世代以後になりすべての子供のネズミに「高血圧ネズミ」と「正常血圧ネズミ」を作ることに成功しました。

その後，これらのネズミを「ダール高血圧ネズミ」と「ダール正常血圧ネズミ」と呼び，多くの実験高血圧の研究に使用されています。

Selective inbreeding in SD rats
―高食塩（9%）を負荷―

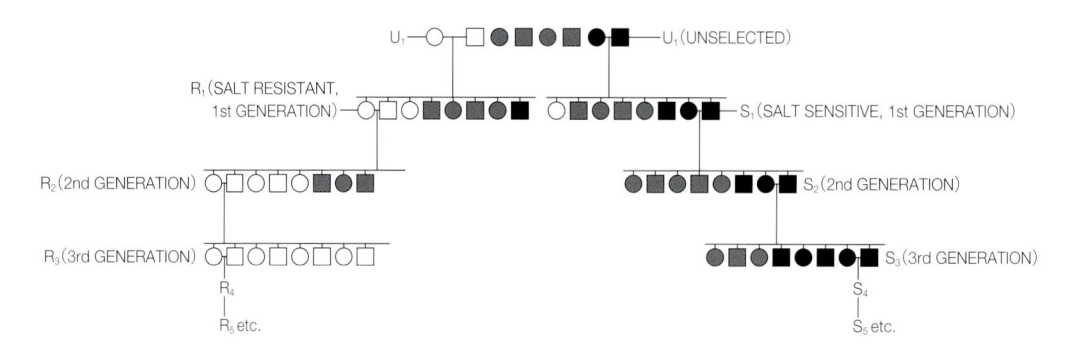

図14　DahlらのS ratとR ratの実験
(Canad Med Ass J, 1964)[9]

　実験に用いられるネズミはそれぞれ，第6～7世代以後の高度に純粋な「ダール高血圧ネズミ」と「ダール正常血圧ネズミ」です。

　生理食塩水が0.9%の食塩濃度であることを考えると，その10倍の9%の食塩濃度がいかに高濃度であるか理解できます。

　9%の高食塩食を与え続けて高血圧になるネズミを「食塩感受性ネズミ」，一方，9%の高食塩食を与え続けても高血圧にならず正常血圧を維持するネズミを「食塩抵抗性ネズミ」と呼びます。

　この実験が同種ネズミの選抜継代飼育により作られたことから，2つのモデルは家族的・遺伝的血圧素因を強く持っていることが推測されます。

　ダール医師らが1974年に発表した腎臓移植の実験[10]を図15に示します。

　実験にはダールらの高血圧ネズミ（S）と正常血圧ネズミ（R）を用い，相互腎臓移植を行いました。

　腎臓移植の手術方法と血圧変化について説明します。

　まず，食塩抵抗性ネズミ（R rat）の左腎臓を摘出後，食塩感受性ネズミ（S rat）の左腎臓を摘出しこれをR ratの左腎臓を摘出した部位に移植します。

　次いで，R ratの右腎臓を摘出します。

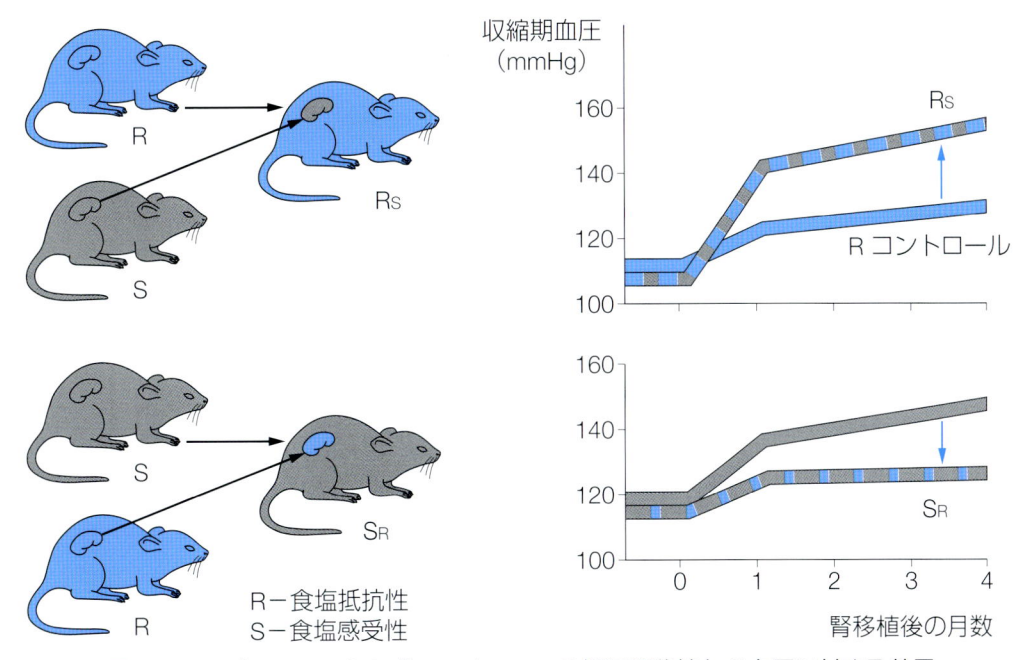

図15 1974年，Dahlらの「S ratとR ratの相互腎移植」の血圧に対する効果
(Circulation Research, 1974)[10]

したがって，R ratの1腎臓はS ratの移植腎臓となります。

その結果，R ratの血圧は，図の右にみるように移植腎臓（S rat）の血圧の性格を帯びて上昇します。

このR ratにおける血圧上昇についてダール医師らは，S ratの血液中に「高血圧を起こす内因性体液性因子または内因性循環因子[11,12]」が存在し，腎臓移植によりR ratにこの「高血圧を起こす内因性循環因子」が伝達され，さらに，高食塩食の負荷によりこの内因性循環因子が刺激されて増加し，その結果，R ratは「食塩抵抗性から食塩感受性へ転換」し，高血圧を引き起こしたのであろうと述べています。

ダール医師らが記載した「高血圧を起こす内因性体液性因子または内因性循環因子」が，後に述べる「食塩感受性内因性循環因子または食塩感受性因子」に相当する言葉です。

次に，S ratにR ratの腎臓を移植すると，S ratの血圧は，図の右にみるようにR ratの血圧の性格を帯びて低下します。

これらの成績から，食塩感受性（S）と食塩抵抗性（R）の決定因子が腎臓にあることを証明しました。

ダール医師らは，腎臓移植においてよく使用する免疫抑制剤や抗生物質は使用し

表 14　Dahl の言葉[9]

食塩感受性ネズミの生物学的特徴
（ヒトもネズミと同じであろう。）

1．食塩負荷開始時期が早い。
2．オス＞メス
3．1日の食塩摂取量が多い。
4．高食塩を負荷した期間が長い。
5．家族的素因（遺伝的素因）が大である。

ていません。

　免疫抑制剤のステロイドが食塩感受性素因を持っていることを考慮したためと筆者は推測しています。

　ダール医師らが「食塩感受性と食塩抵抗性」を決定する部位が腎臓であることを特定しましたが，2011 年に Shibata 医師および Fujita 医師ら[13]がネズミを用いた動物実験によりその確認を行っています。

　彼らは，蛋白尿を起こす腎障害因子の「腎臓のラック 1（腎 Rac 1）」が「ミネラルコルチコイド依存性経路」を介して食塩感受性高血圧を起こすことに成功しました。

　さらに，彼らは食塩感受性ネズミにおいて，このミネラルコルチコイドが「腎臓の遠位ネフロン」に局在することを明らかにし，食塩感受性を決定する部位が腎臓にあることを改めて証明しました。

　ダール医師ら[9]が記した食塩感受性ネズミの「5つの生物学的特徴」を表 14 に示します。

　これらの 5 つの生物学的特徴は，30 年間以上に及ぶダール医師らの研究成果をまとめたもので，食塩感受性ネズミの生物学的特徴はヒトにも当てはまると考えたようです。

　彼らは食塩感受性における「食塩摂取環境」と「性」および「家族的（遺伝的）素因」の重要性を指摘しています。

　動物実験に次いで，ヒト（患者）での成績を説明しましょう。

　Matsuoka 医師および Omae 医師ら[14]が 1990 年に発表した食塩感受性（SS）と体液感受性（BFS）の計算方法を表 15 に示します。

　透析患者では食塩感受性（SS）は透析間体重増加量を用いて測定する体液感受性（BFS）との間に高い正の相関（$r=0.79$，$p<0.001$）を認めました。

表 15 「食塩感受性（SS）≒体液感受性（BFS）」の計算方法

SS と BFS の間に正相関（r＝0.79, p＜0.001）がある。
Omae, Matsuoka らが 30 名の HD 患者で証明（AJH, 1990）[14]

計算方法
1. Salt sensitivity（SS＝mmHg/mEq）
　　ΔMAP（mmHg）/負荷 Na 量（mEq）
2. Body Fluid Sensitivity（BFS＝mmHg/L）
　　ΔMAP（mmHg）/負荷水分量（L）
＊降圧薬を中止して測定した。

　すなわち，透析間体重増加量から容易に計算できる「体液感受性」が透析患者の「食塩感受性」となります。
　表 15 にみるように，食塩感受性と体液感受性は，それぞれ，負荷 Na 量と負荷水分量に対する平均血圧（MAP）の変化量（ΔMAP）の割合として計算されます。
　もしも，計算式の分子の MAP の変化量が一定と仮定すると，分母の負荷 Na 量と負荷水分量が多いほど，食塩抵抗性と体液抵抗性に傾きます。
　逆に，もしも，分母の負荷 Na 量と負荷水分量が一定と仮定すると，分子の MAP の変化量が大きいほど，食塩感受性と体液感受性に傾きます。
　通常，負荷 Na 量と負荷水分量の増加が食塩感受性と体液感受性を亢進させ，高血圧を起こす原因となるのではないかと危惧します。
　しかし，この計算式によると，分子の MAP の変化量が一定ならば，分母の負荷 Na 量と負荷水分量の増加は，むしろ，食塩抵抗性と体液抵抗性の指標となります。
　このように，食塩感受性と体液感受性は負荷 Na 量や負荷水分量よりも，MAP の変化量（ΔMAP）に強く依存することを示しています。

　1980 年に，Fujita 医師とバーター医師ら（図 16）は腎機能正常の本態性高血圧患者の食塩感受性（SS）と食塩抵抗性（n-SS）の研究[15]を行い発表しました。
　Fujita 医師とバーター医師らの行った 18 名の本態性高血圧患者における食塩感受性（SS）と食塩抵抗性（n-SS）の成績を表 16 と表 27 に示します。
　18 名の本態性高血圧患者に対して，1 日の食塩 0.5 g を 7 日間，その後，15.0 g を 7 日間負荷しました。
　15.0 g を 7 日間負荷した後の平均血圧（MAP）が 0.5 g を 7 日間負荷した後の平均血圧（MAP）と比べて MAP が有意に上昇（MAP＞15.2 mmHg）した患者が 9 名（50％），一方，不変または低下（MAP＝2.7 mmHg）が 9 名（50％）となりました。

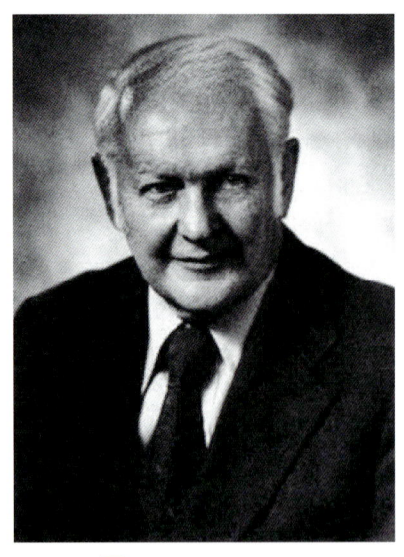

図 16　F. C. Bartter

表 16　1980 年，本態性高血圧患者における「食塩感受性と食塩抵抗性」の研究

Fujita, Bartter

18 名の本態性高血圧患者において
食塩 1 日　0.5 g（7 日間）→15.0 g（7 日間）

血圧上昇（MAP＞15.2 mmHg）……SS　9 名（50%）
血圧が不変または低下
　　　　（MAP　2.7 mmHg）‥n-SS　9 名（50%）

(Am J Med, 1980)[15]

　MAP が有意に上昇した 9 名を食塩感受性（SS），一方，MAP が不変または低下した 9 名を食塩抵抗性（n-SS）と定義しました。
　食塩感受性（SS）と食塩抵抗性（n-SS）の頻度は 1 対 1 となっています。

　オランダのクーマン医師とドール・ミーズ医師ら[16]が 1982 年に報告した腎機能障害患者 22 名における食塩感受性指数（24 時間尿中 Na 排泄量に対する MAP の変化量の割合）の成績を図 17 に示します。
　腎機能としてクレアチニン・クリアランス（Ccr）が 30 mL/min 以下になると，食塩感受性指数は指数関数的に上昇し，半対数グラフで r＝－0.89，p＜0.0001 と高い

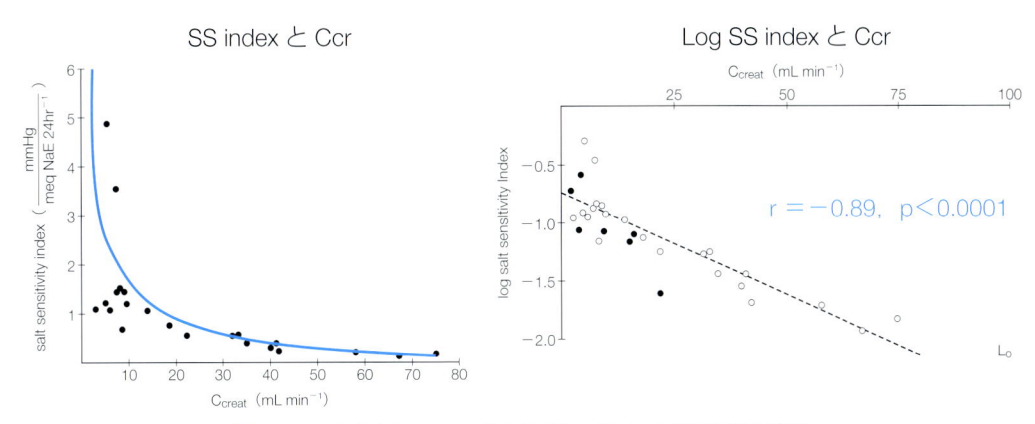

図 17 クレアチニン・クリアランスと食塩感受性指数
1982 年，Koohman and Dorhout-Mees の成績：腎機能が低下すると，食塩感受性指数が指数関数的に上昇し高血圧を起こす。
　　対象患者：Ccr＞32 mL/min　9 名，Ccr＜22 mL/min　13 名
　　　　　　（Koohman HA, Hypertension, 1982 Mar-Apr；4（2）：190-197.）[16]

負の相関を認めました。

腎機能が低下すると，分母の 24 時間尿中 Na 排泄量は減少し，分子の MAP の変化量は著しく増大します。

この成績は，腎機能（Ccr）が 30 mL/min 以下に低下すると，食塩感受性が指数関数的に高くなり僅かの食塩でさえも高血圧を起こすことを示しています。

Matsuoka 医師および Omae 医師ら[14]が 1990 年に報告した 56 名の血液透析患者の体液感受性（SS）と体液抵抗性（n-SS）の成績を表 17 に示します。

慢性腎不全の 56 名の患者は，透析治療に導入され週 3 回・1 回 5 時間透析を受けました。

透析導入 1 週目と 3 週目の 2 点において，体液感受性（BFS）を測定しました。

透析導入 3 週目の平均血圧（MAP）が 110 mmHg または 110 mmHg 以上の高血圧患者は 10 名（18％）で，BFS の 1 週値と 3 週値の間には有意の差はみられずこの 10 名を体液感受性（SS）としています。

一方，MAP が 110 mmHg 以下の正常血圧患者は 46 名（82％）で，BFS の 1 週値と 3 週値の間には有意の差（$p<0.01$）がみられたのでこの 46 名を体液抵抗性（n-SS）としています。

Matsuoka 医師および Omae 医師ら[14]は高血圧正常化のメカニズムとして，5 時間透析により体液感受性が体液抵抗性に転換し，総末梢血管抵抗（TPR）が低下した

表17　血液透析は，食塩感受性を食塩抵抗性に変え，高血圧を正常化する

腎不全患者でみられた食塩感受性が，透析治療により食塩抵抗性となり，TPRの低下を介して高血圧が正常化した。

<方法>　56名の維持透析患者に，3×5 hr HD/W を実施。
　　　　　透析導入1Wと3Wで，BFS を測定し比較した。
<結果>
	MAP mmHg（3W）	BFS mmHg/L（1W/3W）	
10名（18%）	>110 or 110	7.9/6.3（ns）	SS
46名（82%）	<110	6.2/2.9（p<0.01）	n-SS

＊すべての降圧薬を Study 前，少なくとも，2W 前に中止した。

(Omae, Matsuoka ら，AJH，1990[14])

ためであると述べています。

透析導入時には，ほぼ，100％近い患者が体液（食塩）感受性の高血圧です。

しかし，透析導入3週目において，5時間透析により82％の大多数の患者が体液（食塩）抵抗性に転換し高血圧は正常化し，残り僅か18％の患者だけが体液（食塩）感受性の高血圧を持続しました。

透析導入3週間では，通常は，食事摂取量は透析導入前と比べてそれほど劇的には増加しません。

すなわち，透析導入3週目に82％もの患者が体液（食塩）感受性から体液（食塩）抵抗性に転換した理由について，体液感受性の計算式の分母の透析間体重増加量は透析導入前と比べてほとんど変化がなかったと考えられますが，それにもかかわらず，分子のMAPの変化量（ΔMAP）が著明に減少したためと考えられます。

筆者らによる「透析時間と降圧薬非服用率の関係」を記載した3つの報告と自験例の合計4つの成績を図18に示します。

自験例を除くほかの3つの成績（シャラ医師[2]，Rocco HEMO Study[3]，JSDT[17]）は食塩制限を行っていますが，4つの成績はいずれも両者の間に高い正の相関を示していました。

このように，食塩制限の有無に関係なく透析時間の延長が高血圧の正常化を引き起こすことが明らかになりました。

食塩感受性（SS）と食塩抵抗性（n-SS）の決定因子を表18にまとめて示します。
食塩感受性と食塩抵抗性を決定する因子は，腎機能正常者では腎臓，腎機能障害

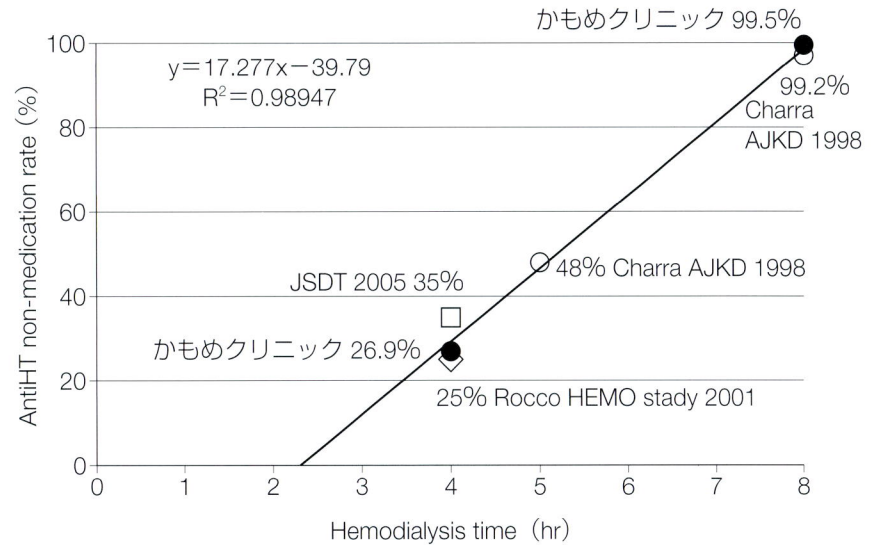

図18 **透析時間の延長が高血圧を正常化する。**
透析時間と降圧薬非服用率の関係（金田・西山，2012）
＊かもめクリニック26.9％は，他院から転院時の4時間透析の成績である。

表18 SSとn-SSの決定因子のまとめ

1．腎機能正常：腎臓
2．腎機能障害：Ccr（＋腎臓）
3．透析治療：透析時間（＋腎臓）

患者ではクレアチニン・クリアランス（Ccr），透析患者では透析時間です。

　Ccrがほぼ正常なヒト（患者）や長時間透析を受けている患者では，ヒト（患者）の本来持っている腎臓の「食塩感受性または食塩抵抗性」が，これらの決定因子に大きく影響を与えることがあります。

② 食塩感受性尿毒素

　1960年代の初めにダール医師ら[11,12]とド・ワードナー医師ら[18]（図19）が高血圧患者では高血圧を起こす物質（内因性循環因子）が血液中に出現する，という新しい概念を提案しました。

　筆者は，この内因性循環因子が高血圧を起こす性質を持っていることから，食塩感受性因子であろうと推測しました。

　そこで，この内因性循環因子を食塩感受性内因性循環因子，または，食塩感受性

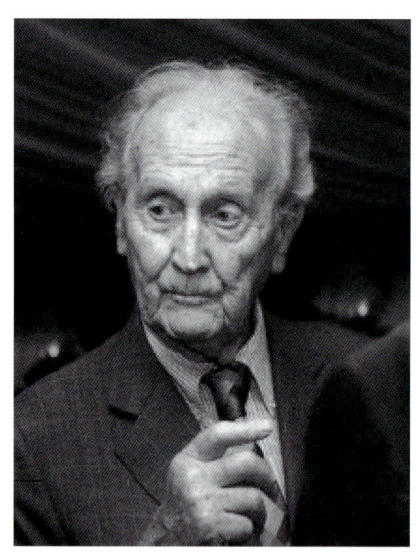

図 19 Hugh De Wardener

因子と呼びます。

　ド・ワードナー医師[18]によると，腎機能が低下し腎不全状態になると，食塩や水分の摂取による容量負荷が刺激となり食塩感受性因子が血液中に増加し高血圧を起こすと述べています。

　筆者は，腎不全患者にみられる食塩感受性因子を「食塩感受性尿毒素」と呼ぶことにします。

　1961年に，ド・ワードナー医師[18,21]とブラウンスタイン医師ら[19,20]は第一番目の食塩感受性因子の存在を予告しました。

　この食塩感受性因子をナトリウム（Na）利尿ホルモン（表19）と呼んでいます。

　この Na 利尿ホルモンは，後に，ほかの研究者たち[22~24]によりジギタリス様物質（DLIS）やウアバイン様物質（OLS）と同一物資であることが証明されました。

　この Na 利尿ホルモンは腎機能が低下し尿毒症になると増加し，高血圧を起こす食塩感受性尿毒素です。

　その分子量は 586.4 ダルトンの中分子尿毒素で，体内では広範囲に分布する特徴[3]を持っており，4時間の標準透析では除去が困難で数週間から数カ月間を要して除かれるとされています。

　急性の容量負荷により，Na 利尿ホルモンの分泌が促進され，次の3つの能力[21]を高めます。

　「Na 利尿の促進」と「細胞膜での Na 移送の阻害」および「血管の反応性を刺激し

表19 Na利尿ホルモンの特徴[18,21]

1961年（Clin Sci, 1961），De Wardener[18]が，
「食塩感受性・内因性循環因子（食塩感受性因子）」
として「Na利尿ホルモン」の存在を予告した。
その後，Na利尿ホルモンは，DLISとOLS（586.4 Da）と同じ因子であることが証明された。

＊急性volume負荷が，Na利尿ホルモンの次の「3つの能力」を高める。
① Natriuresisを引き起こす能力
② Sodium transport（Na^+-K^+-ATPase）を阻害する能力
③ Vascular reactivityを刺激し，血圧を高める能力

＊Na利尿ホルモンが，ANPとは異なるとする根拠
① ANPはNa^+-K^+-ATPase activityを阻害しない。
② ANPはvascular reactivityを低下させ，血圧を高めない。

血圧を高める」という3つの能力です。

当初，ヒト心房性ナトリウム利尿ペプチド（ANP）がNa利尿ホルモンであるとされていました。

しかし，その後の研究により，ANPが細胞膜のNa移送を阻害しないことや血圧上昇作用がないことから，ANPはNa利尿ホルモンとは異なることが判明[21]しました。

このように，ジギタリス様物質（DLIS）やウアバイン様物質（OLS）がNa利尿ホルモンと作用や構造が全く同じであることが確定するまで，多少の紆余曲折があったようです。

1992年にバランス医師[25]によって発見された第二番目の食塩感受性尿毒素であるADMAを表20に示します。

ADMAは，一酸化窒素阻害物質であるasymmetric dimetyl-L-arginine（ADMA）の略語です。

このADMAは，腎機能が低下し尿毒症になると血液中に増加し高血圧を起こします。

ADMAの分子量は202ダルトンと小分子ですが，一部に，蛋白結合性が高いなどの理由で，Na利尿ホルモンと同様4時間の標準透析では除去が困難で数週間から数カ月を要して除かれる[3]とされています。

2つの高血圧を起こす食塩感受性尿毒素の特徴を表21に示します。

表20 第二番目の食塩感受性因子であるADMAの発見

1992年，(Lancet, 1992)[25]
　Vallanceが

NO阻害物質であるADMA（202 Da）が，
「食塩感受性・内因性循環因子（食塩感受性因子）」
であることを発見した。

ADMA＝asymmetric dimetyl-L-arginine

表21 二つの高血圧を起こす食塩感受性尿毒素が証明された。

第一．Na利尿ホルモン（DLIS and OLS）：586.4 Da
　　　　　　　　　　　　　　　（DLIS＝pg/mL）
第二．ADMA（asymmetric dimetyl-L-arginine）：202 Da
　　　　　　　　　　　　　　　（ADMA＝μmol/dL）

長時間透析によるDLIS・ADMAなどの

食塩感受性尿毒素の除去

SS ⟶ n-SS

↓

総末梢血管抵抗（TPR）の低下

↓

高血圧正常化

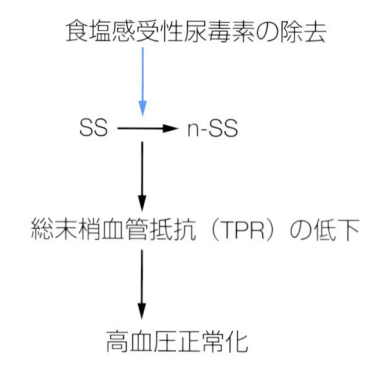

図20 「長時間透析と限定自由食」
治療法によるSSからn-SS
への転換と高血圧正常化

　長時間透析による食塩感受性（SS）から食塩抵抗性（n-SS）への転換と高血圧正常化の機序についての筆者の推測を図20に示します。

　長時間透析によりDLIS（またはOLS）やADMAなどの食塩感受性尿毒素が除かれ，患者は食塩感受性（SS）から食塩抵抗性（n-SS）へ転換します。

　その結果，総末梢血管抵抗（TPR）が低下・正常化し，透析患者高血圧が正常化すると推測しました。

表 22　2001 年，Pierratos

透析時間の延長は，細胞膜を介してゆっくりと拡散する大きい尿毒素の除去を促進する。
（蛋白結合性・広範囲分布性の小分子尿毒素も含まれる。）

1. Increasing dialysis time increases the removal of the molecules diffusing slowly across the intercompartmental barriers (mostly cellular membranes).

2. Increasing dialysis time increases large molecule removal.

（Semin Dial, 2001）[4]

Na 利尿ホルモン（DLIS または OLS）や ADMA 以外の食塩感受性尿毒素や食塩感受性薬剤（ホルモン）などについて説明しましょう。

高血圧を起こす中分子の食塩感受性尿毒素として，アドレノメデュリン（adrenomedulin）[26,27] とニューロペプチド Y（neuropeptide Y）[28] が報告されています。

さらに，食塩感受性薬剤としてはステロイド剤が挙げられます。

2001 年にピエラトス医師[4]が「透析時間と尿毒素の除去」について報告した成績を表 22 に示します。

通常，透析時間が短いと小分子尿毒素は除かれますが，中〜大分子尿毒素は除かれ難いことはよく知られています。

一方，表 22 に示すように，透析時間が長いと大きい分子量の尿毒素の除去が容易になります。

蛋白結合性および広範囲分布性の小分子尿毒素は透析時間が短いと除去が困難ですが，透析時間を延長すると中〜大分子尿毒素と同じように除去することができます。

筆者の経験した IS 例における透析時間と食塩感受性尿毒素（DLIS または OLS および ADMA など）の除去の関係について考えてみましょう。

IS 例は透析時間を 4 時間から 6〜7 時間に延長することにより降圧薬を 5 種類から 1〜2 種類へ減量することができ，さらに，7 時間から 8 時間に延長することにより降圧薬をゼロにすることができました。

8 時間までの透析時間の延長が，DLIS（または OLS）や ADMA などの食塩感受性尿毒素を十分に除くことになり，その結果，IS 例は食塩感受性から食塩抵抗性へ転

換し，ついには，降圧薬を服用することなく，約6年間に及ぶ持続的な正常血圧を得ることができたのでしょう。

実は，DLIS（またはOLS）やADMAなどの食塩感受性尿毒素の測定は保険適応の対象となっておらず，残念ながら実施していません。

8時間という透析時間は，これらの食塩感受性尿毒素の「産生と除去の適正なバランス」を維持し，血圧を正常に管理することができる黄金時間（Golden timespan）と考えます。

③ 浸透圧活性ナトリウム（Na）と浸透圧不活性Na

食塩（Na）は高血圧と密接な関係があり，その関係は複雑です。

まず，「食塩（Na）の量」と高血圧の関係について説明しましょう。

Na・血圧反応性が亢進した食塩感受性のヒト（患者）では，「Naの量が少なくても多くても」高血圧を起こします。

一方，Na・血圧反応性が抑制された食塩抵抗性のヒト（患者）では，「Naの量が少なくても多くても」高血圧を起こしません。

このように，「Naの量」はNa・血圧反応性を介して高血圧を起こしたり，起こさなかったりします。

次に，「Naの質」と高血圧について考察します。

21世紀になりドイツ人のヘール医師ら[29]とティツェ医師ら[30,31]がNaには，水と浸透圧的に結合し「細胞外液量を増加させるNa（浸透圧活性Na）」と，水と浸透圧的に結合することなく「細胞外液量を増加させないNa（浸透圧不活性Na）」の"2つの質の異なるNa"が存在することを報告しました。

英語で表現すると，浸透圧活性Naは"osmotically active Na"，一方，浸透圧不活性Naは"osmotically inactive Naまたはwater-free Na"となります。

筆者は，この報告に大変驚きました。

目から鱗で，目の前のもやもやとした霧が突然に晴れて爽やかな気分になりました。

霧の正体とは以下のような疑問です。

筆者は，IS例のように無尿の多くの透析患者に，食塩制限のない自由食を過剰でない範囲内ですすめています。

食事として摂ったNaはIS例を含む透析患者の体内に取り込まれます。

体内に取り込まれたNaの大部分は透析により除かれますが，無尿のため，長期間にわたるとNaは徐々に体内に蓄えられる可能性があります。

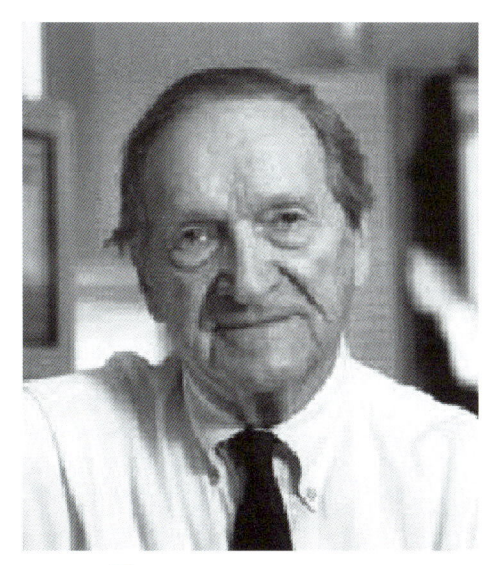

図 21　Isidore S. Edelman
（1959, Am J Med）

　IS 例は長時間透析を開始後の 9 年間に，合計 18 kg の体重が増加しました。

　このように，IS 例は同化が亢進し異化が抑制された状態にあるので，Na は一層体内に貯留しやすくなります。

　IS 例を含む長時間透析を受けている体重増加のみられる多くの患者において，一体，Na はどこに蓄えられ何をしているのか長い間考えあぐねていました。

　これが霧の正体です。

　その後，体内では「浸透圧不活性 Na」が「浸透圧活性 Na」よりも多く存在することがわかりさらに驚きました。

　通常は，食塩を摂ると 140 mEq（食塩として 8.1 g）の Na が 1 L の水に溶け，血液中では 140 mEq/L の濃度で血液量を一定に維持していると今までは考えていました。

　すなわち，すべての Na は水に溶けると Na 対水比（Na/水）が 140 mEq 対 1 L（Na/水 = 140 mEq/1 L）の割合になると考えていました。

　筆者は，この考え方が不滅の法則であるかのように信じていました。

　ところが，既に 1959 年にエーデルマン医師（図 21）らが，過半数の Na が骨格（骨・結合織と軟骨）に分布し蓄えられていることを報告[32]しています。

　筆者を含む多くの研究者はエーデルマン医師らの報告した「体内の Na 分布について」全く知らなかったのか，あるいは，忘れていたのでしょう。

V．「食塩と高血圧」の関係は単純ではなく，複雑で謎に包まれています

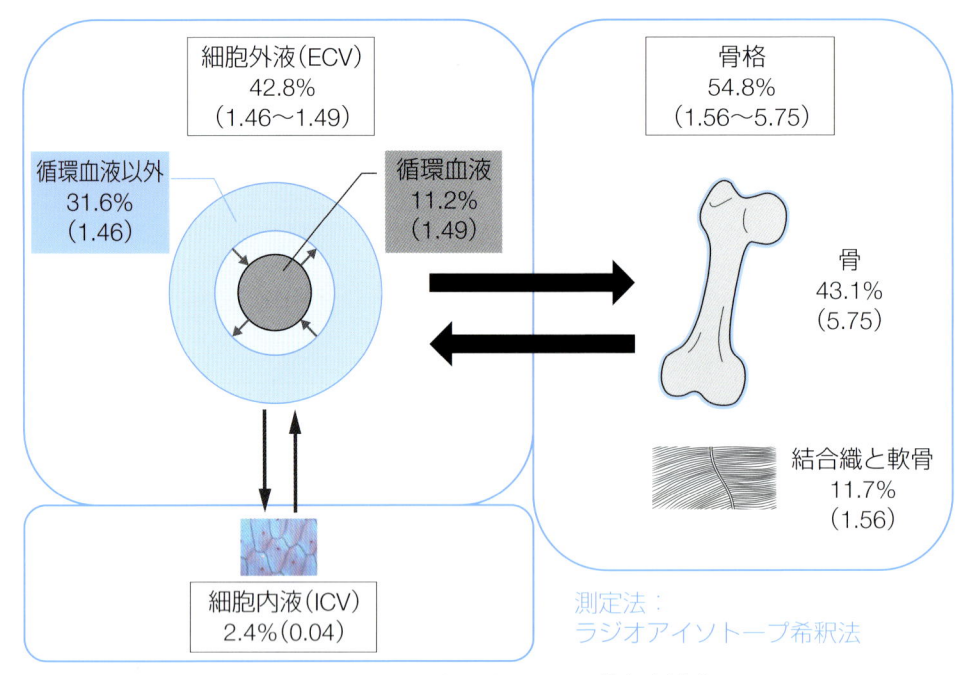

図22 EdelmanらによるNaの分布と濃度

1959年にエーデルマン医師らが報告した体内のNa分布を図22に示します。
Na分布量の多い順番から
骨（43.1％）＞間質～リンパ液（29.0％）＞結合織と軟骨（11.7％）＞血漿（11.2％）＞細胞間液（2.6％）＞細胞内液（2.4％）となっています。

骨のNa（43.1％）の約1/3に相当する13.8％と間質～リンパ液の29.0％のNaとの間には，常時，Naの交換が行われています。

骨・結合織と軟骨のNaは54.8％と過半数を占めています。骨・結合織と軟骨は骨格の成分です。

したがって，以後，これら3つの臓器を骨格と呼びます。

エーデルマン医師ら[32]が1959年に報告した体内の水分布を図23に示します。

細胞内液が55.0％と最大を占めています。

エーデルマン医師らの成績から筆者が臓器別のNaと水の分布比［Na（％）/水（％）］を計算して表23に示します。

臓器別Na（％）/水（％）比は，臓器のNa濃度を意味します。

臓器のNa濃度の高さは，骨（5.75）＞結合織と軟骨（1.56）＞血漿（1.49）＞間質～リンパ液・細胞間液（1.46）＞細胞（0.04）の順番となっています。

骨のNa濃度の5.75は575 mEq/Lに相当し，血漿のNa濃度の1.49は149 mEq/

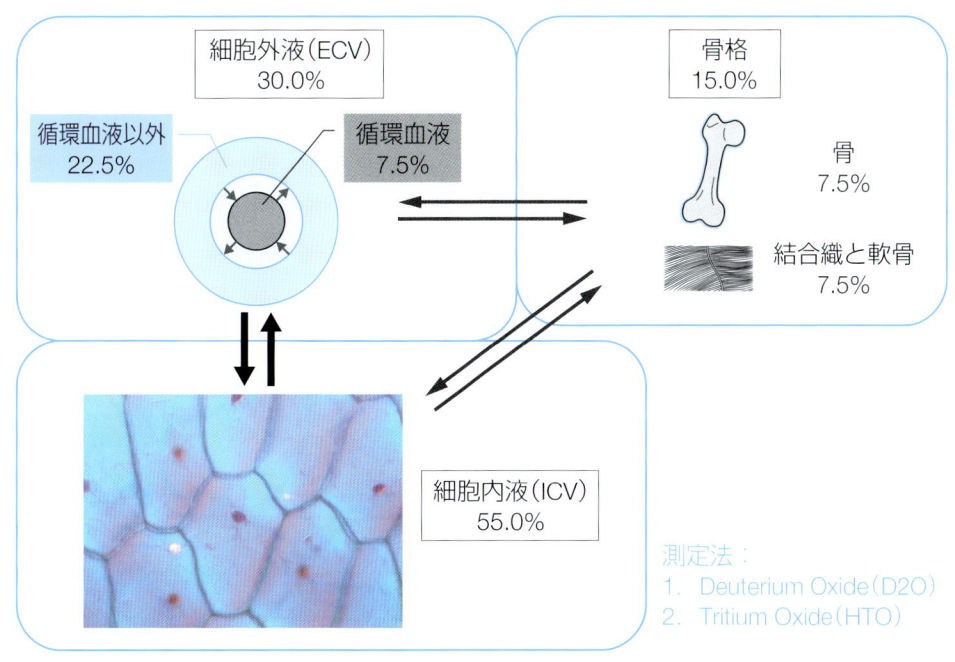

図23 　Edelmanらによる水の分布

Lに相当します。

「臓器別のNa濃度とNa分布」をみると興味深い事実が明らかになります。

細胞のNa濃度の0.04を除き，1.50を基準として1.50以下（1.46〜1.49）の「血漿・間質〜リンパ液・細胞間液」と，1.50以上（1.56〜5.75）の「骨・結合織と軟骨＝骨格」の2群に分けてみましょう。

表23-1に見るように，Na濃度が1.50以下では「血漿」と「間質〜リンパ液・細胞間液」のNa濃度は，それぞれ「1.49」および「1.46」と非常に近似しており，さらに図22のNa分布を見ると両者（3つの臓器群）は，疑いもなく，「細胞外液」に相当します。

すなわち，血漿が「細胞外液の循環血液成分」に相当し，一方，間質〜リンパ液・細胞間液が「細胞外液の循環血液以外の成分」に相当します。

そこで，表23-2に臓器別Na濃度を，主として，「骨格」と「細胞外液」の2つに分けて示しました。

骨格を「骨」と「結合織と軟骨」の2群に分け，さらに，細胞外液を「循環血液（血漿）」と「循環血液以外（間質〜リンパ液・細胞間液）」の2群に分け，各々のNa濃度を棒グラフで示しました。

各種臓器におけるNa（%）/水（%）の差異（Na濃度の差異）は"Naの質の差異"

表23

1．臓器別の Na（%）/水（%）分布比

臓器	Na（%）/水（%）分布比
1．細胞	2.4/55.0 ＝ 0.04
2．間質	
① 間質〜リンパ液，細胞間液	31.6/22.5 ＝ 1.46
② 血漿	11.2/7.5 ＝ 1.49
3．骨と結合織および軟骨	
① 骨	43.1/7.5 ＝ 5.75
② 結合織と軟骨	11.7/7.5 ＝ 1.56

＊Na（%）/水（%）分布比
　1.5以下：細胞を除く，「血漿・間質〜リンパ液・細胞間液」……浸透圧活性 Na
　　　　　　　　　　　　　　　　　　　　　　　　　　　　　サラサラ Na（42.8%）
　1.5以上：「骨・結合織と軟骨」　　　　　　　　………浸透圧不活性 Na
　　　　　　　　　　　　　　　　　　　　　　　　　　ドロドロ Na（54.8%）

（1959年，Edelman（Am J Med）ら[32]による）

2．臓器別 Na 濃度

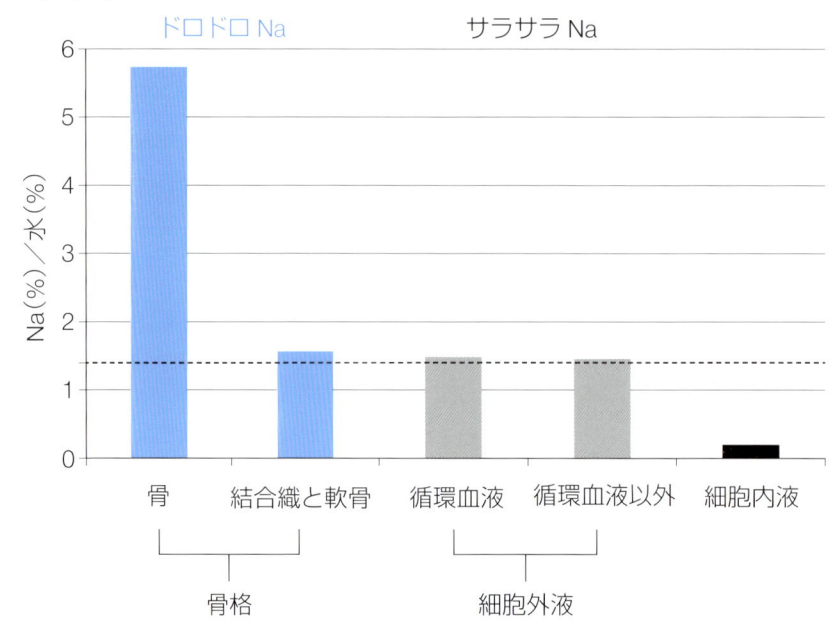

を示唆します。

　Na 濃度が1.5以下の Na 濃度の比較的低く薄い細胞外液を構成する臓器群（血漿・間質〜リンパ液・細胞間液）では，Na は水に溶けてサラサラとした「浸透圧活性 Na＝サラサラ Na」です。
　一方，Na 濃度が1.5以上の Na 濃度の比較的高く濃いい臓器群の骨格では，Na は

表24 Heerらが「浸透圧活性Naと浸透圧不活性Na」を発見
　　　―ドイツ人の平均食塩摂取量は11.7～14.6g/日―

研究Ⅰ．6人の健康成人男性に，1日食塩13g，26g，39gを連続して，各8日間負荷した。
研究Ⅱ．1日食塩3g，12g，23g，32gを健康成人男性各8名に，各7日間負荷した。
結果：
　1．2つの研究において，PVと総Na量は有意に増加したが，ECV，ICV，総水分量，体重および血圧には変化がみられなかった。
　2．研究Ⅱにおいて，1日食塩3gでは体重減少がみられた。

結論：総Na量は増加したが，それに一致する，総水分量の増加はみられなかった。

（Am J Physiol Renal Physiol, 2000）[29]

水に溶け難くドロドロとした「浸透圧不活性Na＝ドロドロNa」です。

　1.5以上の臓器群の中でも，特に，骨のNaは5.75となっており結合織と軟骨の約3.7倍の高濃度となっています。

　すなわち，ドロドロNaにも，臓器によってNa濃度に著明な差異（Naの質の差異）が存在することを示唆しています。

　これらの臓器における浸透圧活性Naと浸透圧不活性Naの分布を比較すると，浸透圧活性Naは42.8％，浸透圧不活性Naは54.8％で，浸透圧不活性Na＞浸透圧活性Naとなっています。

　以上の成績から，全Naの42.8％が「細胞外液＝血漿・間質～リンパ液・細胞間液」に浸透圧活性Naとして分布し，一方，全Naの54.8％が骨格に浸透圧不活性Naとして蓄えられていることになります。

　残りの2.8％のNaは細胞に分布しています。

　骨格の全浸透圧不活性Naは54.8％ですが，その内訳をみると骨のNaは43.1％と大部分を占め，かつ，非常に高濃度のNa濃度を有しており，浸透圧不活性Naの大部分が骨に蓄えられています。

　次に，臨床の立場から，「浸透圧活性Na」と「浸透圧不活性Na」の研究に目を向けてみましょう。

　2000年にドイツ人のヘール医師ら[29]が発表した「浸透圧活性Na」と「浸透圧不活性Na」の報告を表24に示します。

　ヘール医師はドイツ人の女医です。

彼女の研究対象となったドイツ人の1日の食塩摂取量は平均13 g（11.7～14.6 g）で，ドイツ人は高食塩摂取民族です。

2000年に，彼女はドイツ人における「食塩負荷による総Na量と総水分量の増加についての研究」を行い報告しました。

まず，彼女の報告以前の2000年以前に報告された「食塩負荷による総Na量と総水分量の増加についての研究」を説明しましょう。

1989年にサグネラ医師とマック・グレガー医師ら[33]や1994年にシンガー医師とマック・グレガー医師ら[34]は，心臓移植を受けた患者や本態性高血圧患者および健康者で日頃から食塩制限を実施している人たちを対象として研究を行っています。

これらの日頃から食塩制限を行っている対象に対して，1日の食塩を0.5 gから20 gへと増加したところ，20 gの高食塩負荷により体重が著明に増加しました。

このように，日常食塩を制限し低食塩食を摂っている「患者や健康者」を対象とした研究では，高食塩を負荷すると負荷食塩量の増加に一致して，「総Na量と総水分量は平行して増加すること」が報告されています。

そこで，ヘール医師らは日常食塩制限を行っておらず，むしろ高食塩を摂取しているドイツ人を対象として表24に示すような2つの研究を行いました。

研究Ⅰは，ドイツ人の平均食塩摂取量である13 gから食塩負荷を開始し，続いて，食塩負荷量の増大を行い「総Na量と総水分量の増加の程度」を研究しました。

表24に示すように，6名のドイツ人の若年健康成人男性に1日の食塩として13 g，26 g，39 gを連続しておのおの8日間負荷しました。

研究Ⅱは，32名の若年健康成人男性を対象として，1日の食塩として3.0 g，12 g，24 gおよび32 gを，おのおの8名を対象としておのおの7日間負荷し，研究Ⅰと同様に「総Na量と総水分量の増加の程度」を研究しました。

その結果は，表24にみるように研究ⅠとⅡでは共に食塩負荷の増大に一致して血漿量（PV）と総Na量は統計学的に有意に増加しましたが，細胞外液量（ECV），細胞内液量（ICV），総水分量，体重および血圧には変化がみられませんでした。

さらに，研究Ⅱにおいて，1日の食塩3.0 gの群では明らかな体重減少がみられました。

ヘール医師らの成績は，食塩負荷の増加が体内の総Na量を増加させましたが，総Na量の増加に見合う総水分量の増加を起こさなかったことを示しています。

総Na量の増加が総水分量の増加を伴わなかった理由について，ヘール医師らはドイツ人の日常の1日13 gの食塩が「Naが水と結合する能力（sodium-regulating system = a set point of sodium balance）[35]」を限界まで高めていたためであろうと述べ

ています。

　すなわち，1日13gの食塩が「Naが水と結合する能力を限界まで高めている」ため，13g以上の食塩は総Na量の体内への取り込みをさらに増加させますが，それに見合う総水分量の増加を伴うことができなくなったとしています。

　日常の食塩摂取習慣などにより低食塩食を摂取している人に高食塩を負荷すると，「Naが水と結合する能力（余地）が大きい」ため，総Na量の増加がそれに見合う総水分量の増加を伴うのでしょう。

　言い換えると，健康な成人において食塩を負荷するとNaはほぼ制限なく体内に取り込まれますが，水の体内への取り込みには上限があるという考えです。

　水の体内への取り込みの上限は「Naが水と結合する能力＝a set point of sodium balance[35]」により決まります。

　ヘール医師らは，「Naが水と結合する能力」は食塩の摂取習慣や病気などにより異なることを示唆[29]しています。

　研究Ⅱにおいて，1日の食塩を3.0gまで制限すると利尿が促進し体重が減少することが判明しました。

　このように，健康なドイツ人において食塩が「3g以上から13g」の範囲内では，Naが水の増加を伴い体重が増加し，一方，3g以下では体重の減少がみられ[29]，さらに，13g以上では体重増加がみられなくなります。

　すなわち，健康なドイツ人における「Naが水と結合する能力」は1日の食塩として「下限は3g以上から上限は13gの範囲内」となります。

　食塩負荷により水の増加を伴うNaを「浸透圧活性Na」と呼び，一方，食塩負荷により水の増加を伴わないNaを「浸透圧不活性Na」と呼びます。

　2002年[30]と2010年[31]にティツェ医師らがネズミを用いた動物実験を行い，浸透圧活性Naと浸透圧不活性Naの臓器内への分布と浸透圧不活性Naの計算式を表25に示します。

　ネズミの種類により，浸透圧不活性Naの分布が異なります。

　食塩感受性ダールネズミ（Dahl SS）と食塩抵抗性ダールネズミ（Dahl SR）では，浸透圧不活性Naの分布の割合は，それぞれ28.2％と23.5％と低値となっていますが，スプラグダゥリー・ネズミ（SD rat）では75.3％と高値でした。

　SD ratではダールネズミと比較して浸透圧不活性Naが異常に高い値を示していますが，ティツェ医師らはその原因については述べていません。

　ティツェ医師らは，皮膚間質液を用いて浸透圧不活性Naの測定を行いました。

表25 「浸透圧活性Naと浸透圧不活性Na」の分布と評価
　　　―2002年と2010年，Titzeらの動物実験の成績―

1. 2002年，各種ネズミにおける「浸透圧不活性Na」の割合
（Am J Physiol Renal Physiol, 2002）[30]

	Dahl SS	Dahl SR	SD
浸透圧不活性Na（％）	28.2	23.5	75.3

＊浸透圧不活性Naの貯蔵庫：骨＞軟骨・皮下組織（細胞）
（osmotically inactive Na compartment；storage；reservoir）

2. 2010年，皮膚間質液における，
「(Na^+＋K^+)/水」比↑＝浸透圧不活性Naの増加を意味する。
（Current Opinion in Nephrology and Hypertension, 2010）[31]

　皮膚間質液における「(Na^+＋K^+)/水」比の上昇をもって，浸透圧不活性Naが増加したと定義しています。

　以上を要約しますと，「食塩と高血圧」の複雑な関係を解明するために「食塩感受性と食塩抵抗性」と「食塩感受性尿毒素」および「浸透圧活性Naと浸透圧不活性Na」の3つについて，個々の文献を紹介しました。
　次に，これら3つが"相互にどのようにリンク"して，「尿毒症患者に高血圧を起こし，さらに，長時間透析により透析患者の高血圧を正常化するのか」を説明しましょう。

4　「食塩と高血圧」の関係について，筆者の包括的な仮説

　「食塩感受性と食塩抵抗性」は2つのNa保持機構を意味（象徴）すると筆者は推測しています。
　ヒトは2つの独立したNa保持機構を持っています。
　1つは細胞外液を構成する臓器群（血漿・間質～リンパ液・細胞間液）で，食塩感受性と浸透圧活性Naが特徴です。
　2つは骨格（骨・結合織と軟骨）で，食塩抵抗性と浸透圧不活性Naが特徴です。
　まず，「食塩感受性と食塩抵抗性」の特徴について筆者の包括的な仮説を図24，表26に示します。
　さらに，この仮説を思いついたきっかけとなったFujita医師とバーター医師らの成績[15]を表27に示します。
　筆者がFujita医師とバーター医師らの論文[15]を最初に読んだときの感想をお話し

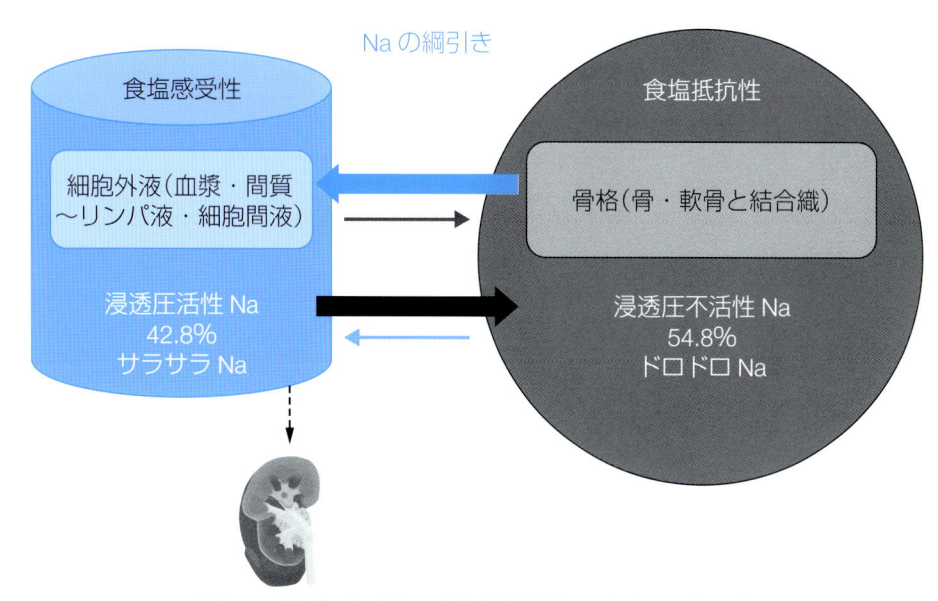

図 24 「食塩感受性と食塩抵抗性」の全体像（仮説）

表 26 「食塩感受性と食塩抵抗性」の特徴（仮説）
　　　—2 つの Na 保持機構を意味（象徴）する。—＜筆者の推測＞

	食塩感受性	食塩抵抗性
生体における役割	細胞外液の Na 保持機構	細胞外液以外の Na 保持機構
生体における機能	循環血液量を一定に維持	過剰の Na を貯留 （循環血液量の不足時に放出）
Na 保持機構の作られた時期	人が海から上陸した初期 （骨格未形成期）	人が陸上生活に適応した時期 （骨格形成期）
Na 保持機構の存在部位	細胞外液 （血漿・間質〜 リンパ液・細胞間液）	骨格 （骨・結合織と軟骨）
Na の占める割合 （エーデルマン医師らによる）	42.8%	54.8%
Na の形（性質）	浸透圧活性 Na （サラサラ Na）	浸透圧不活性 Na （ドロドロ Na）

しましょう。
　食塩感受性の患者は表 27 に示すように，「1 日 0.5 g の低食塩食の負荷」によっても，さらに，「1 日 0.5 g の低食塩食負荷＋フロセミド（ラシックス®）120 mg の投

表27 「食塩感受性と食塩抵抗性」の特徴
Fujita医師とバーター医師らの成績[15]

プロトコール：「食塩0.5g×7日間」→「15.0g×7日間」
　　　　　　→「食塩0.5g＋Furosemide 120 mg」×4日間

		食塩感受性		食塩抵抗性
1.	EH患者の頻度	9名（50％）		9名（50％）
2.	食塩0.5g×7日間			
	血漿レニン活性	減少	$p<0.005$	増加
	血漿アルドステロンド活性	減少	$p<0.05$	増加
	尿中Na排泄量	減少	$p<0.01$	増加
3.	食塩15.0×7日間			
	血漿レニン活性	減少	NS	減少
	血漿アルドステロン活性	減少	NS	減少
	尿中Na排泄量	増加	$p<0.05$	著明増加
4.	「食塩0.5g＋Furosemide 120 mg」×4日間			
	血漿レニン活性	減少	$p<0.005$	増加
	血漿アルドステロン活性	減少	$p<0.005$	増加
	尿中Na排泄量	著明増加	$p<0.01$	増加

与」によっても，食塩抵抗性の患者と比較すると"血漿レニン活性の分泌が有意に抑制されている"ことに注目しました。

　筆者は，透析患者と非透析患者における「血漿レニン活性」について研究を行い，幾つかの報告[36〜43]を行ってきました。

　これらの研究から，「血漿レニン活性」と高血圧の関係については，ほとんど，密接な関係は認められず，むしろ，「血漿レニン活性」は生体の"Naバランスの指標"として有用であると評価しました。

　言い換えると，循環血液中のNa量が増加し"循環血液中のNaがポジティブバランスになる"と，血漿レニン活性の分泌は抑制されて減少します。

　逆に，循環血液中のNa量が減少し"循環血液中のNaがネガティブバランスになる"と，血漿レニン活性の分泌は亢進して増加します。

　ここで，Fujita医師とバーター医師らの成績[15]で注目した点を説明しましょう。

　「食塩感受性の患者」は低食塩負荷や利尿薬使用などNaを失いやすい状態においても，食塩抵抗性の患者と比較すると血漿レニン活性の分泌は明らかに抑制されており，循環血液中において"Naをポジティブバランスに維持している"ようにみえます。

　一方，「食塩抵抗性の患者」は低食塩負荷や利尿薬使用などNaを失いやすい状態において，食塩感受性の患者と比較すると血漿レニン活性の分泌は明らかに亢進し

ており，循環血液中において"Naをネガティブバランスに促進している"ようにみえます。

　このように，循環血液中のNa維持に関して，ヒト（患者）は"相反する2つの性質"を持っているようにみえることを大変不思議に思いました。

　最近になり，ヘール医師ら[29]やティツェ医師ら[30,31]の「浸透圧活性Naと浸透圧不活性Na」の論文やエーデルマン医師ら[32]の「Naの体内分布」の論文を読む機会があり，その後，再度，Fujita医師とバーター医師ら[15]の論文を読み直したところ，最初に読んだときには気が付かなかった「新しい側面」がみえてきました。

「新しい側面」について説明しましょう。

「食塩感受性の患者」にみられたNaを失いやすい状態において，循環血液中のNaをポジティブバランスに維持している力は，"骨格からNaを循環血液中に移動させる力"で，この力は「循環血液中に存在するNa保持機構の能力」であると考えたのです。

　一方，「食塩抵抗性の患者」にみられたNaを失いやすい状態において，循環血液中のNaをネガティブバランスに促進している力は，"循環血液中からNaを骨格へ移動させる力"で，その力は「骨格に存在するNa保持機構の能力」であると考えました。

　以上を要約しますと，食塩感受性の患者では「循環血液中のNa保持機構の力が骨格のNa保持機構の力に勝り」，逆に，食塩抵抗性の患者では「骨格のNa保持機構の力が循環血液中のNa保持機構の力に勝る」と考えました。

　このように，Naを失いやすい状態において循環血液の場で起こる「2つのNa保持機構のNaの綱引きの力の差」が，食塩感受性の患者と食塩抵抗性の患者のそれぞれの「血漿レニン活性」を決めているのでしょう。

　図24に，「食塩感受性と食塩抵抗性」における「Naの綱引きの力関係」について筆者の推測を示します。

　Naの綱引きの力が「細胞外液＞骨格」を食塩感受性，一方，「骨格＞細胞外液」を食塩抵抗性と推測しました。

　筆者が「ヒト（患者）は2つのNa保持機構を持っているのではないか，という"包括的な仮説"にたどり着いた経緯」を，視点を変えて説明しましょう。

　ヒトの体は血圧低下〜ショックという生命の危機を回避するため，常時，「循環血液量」を適正に維持しようとしています。

　本論文で述べる「血漿成分である循環血液と血漿成分量である循環血液量」と「細

胞外液と細胞外液量」の関係について説明しましょう。

　表23-1と表23-2においてエーデルマン医師らのNaと水の分布比［Na（％）/水（％）＝Na濃度］で示したように，「血漿」と「間質〜リンパ液および細胞間液」のNa濃度は非常に近似し，さらにNa分布を考慮すると「3つの臓器群と3つの臓器群の総容量」は，疑いもなく，「細胞外液と細胞外液量」に相当します。

　したがって，「血漿成分である循環血液と血漿成分量である循環血液量の変化」は，同時に「細胞外液と細胞外液量の変化」を惹き起こすことになります。

　そこで，本論文では「循環血液の変化＝細胞外液の変化」および「循環血液量の変化＝細胞外液量の変化」を意味するという前提で話を進めたいと思います。

　適正な循環血液量を維持する鍵は循環血液中のNaです。

　Naが欠乏すると循環血液量の減少と低血圧が起こり，一方，Naが充足すると循環血液量の回復と血圧の回復〜正常化が起こります。

　このように，ヒトはNaを体内に保持しNaを失わないような"危機を回避するシステム"を進化の過程で獲得したと考えられます。

　「食塩感受性」とは，ヒトが海から陸に陸上し骨格が十分に発達していない進化論的に未熟な段階において，Naを「循環血液中」に保持しようとして獲得した"古いNa保持機構"ではないでしょうか。

　一方，「食塩抵抗性」とは，ヒトが海から陸に上陸し骨格が十分に発達した進化論的に成熟した段階において，"余剰のNa"を「骨格」にできるだけ多く取り込もうとして獲得した"新しいNa保持機構"でしょう。

　このように，ヒトは進化の過程で獲得した2つの独立したNa保持機構である"古いNa保持機構"と"新しいNa保持機構"を有しており，2つのNa保持機構は互いに補い合い，循環血液量や血圧を適切に保ち，生体のホメオスターシスの維持に貢献していると推測します。

　2010年にティツェ医師ら[31]が皮膚間質液の浸透圧不活性Naの測定を行った実験の報告で，生体のホメオスターシスを維持する「皮膚間質液」と「循環血液」との間に密接な「相互補完的な機序」が存在する可能性を指摘しています。

　筆者の推測ですが，例えば，循環血液を構成する「血漿・間質〜リンパ液・細胞間液」のNaが不足し循環血液量が減少すると，骨格の浸透圧不活性Naが浸透圧活性Naへ転換し循環血液中に放出され，浸透圧活性Naとして水と結合することにより循環血液量が増加します。

　一方，細胞外液を構成する臓器群の「血漿・間質〜リンパ液・細胞間液」のNaが

過剰になり循環血液量が増加すると，過剰になった循環血液中のNaは「骨格で浸透圧活性Naから浸透圧不活性Naへと転換し浸透圧不活性Naとして骨格に蓄えられ」，過剰の水分は尿から排泄され（透析患者では筋肉内に取り込まれ）循環血液量は正常化します。

「循環血液と密接に関係する臓器（血漿・間質～リンパ液・細胞間液）」が"古いNa保持機構"を構成し，一方，「骨格（骨・結合織と軟骨）」が"新しいNa保持機構"を担当するのでしょう。

エーデルマン医師らがNa分布について報告したように，細胞外液を構成する臓器群である「血漿・間質～リンパ液・細胞間液」のNaは合計42.8％に達します。

一方，「骨格」のNaは合計54.8％です。

すなわち，全体の42.8％を占める細胞外液を構成する臓器群の「血漿・間質～リンパ液・細胞間液」のNaは浸透圧活性Naで食塩感受性の主役を演じ，一方，全体の54.8％を占める「骨格」のNaは浸透圧不活性Naで食塩抵抗性の役割を果たしているのでしょう。

腎機能正常の健康者における食塩感受性と食塩抵抗性の発現頻度は，ほぼ，1対1で，おのおののNa分布比の42.8％対54.2％に近似しています。

男女比が，ほぼ，1対1の割合でみられるように，食塩感受性と食塩抵抗性の発現は高い次元の調節を受けているのではないでしょうか。

このように，ヒトは生まれたとき，古いNa保持機構が優位の食塩感受性と，新しいNa保持機構が優位の食塩抵抗性を，ほぼ，1対1に近い割合で生まれながらに付与されたのでしょう。

次に，「食塩感受性と食塩抵抗性」と「食塩感受性尿毒素」および「浸透圧活性Naと浸透圧不活性Na」の3つと「尿毒症患者の高血圧と長時間透析による高血圧正常化」の関係について説明しましょう。

腎機能が低下し食塩感受性尿毒素が血液中に出現すると，患者のNa・血圧反応性が亢進し食塩感受性が優位となり，同時に，浸透圧活性Naが優位となり，浸透圧活性Naは細胞外液量の増加を伴い高血圧が起こるのでしょう。

すなわち，腎機能が低下した尿毒症患者の高血圧は，食塩感受性尿毒素の出現による「食塩抵抗性から食塩感受性への転換」と浸透圧活性Na優位による「細胞外液量の増大」の2つの要因により起こると推測します。

次に，長時間透析により食塩感受性尿毒素が除かれると，患者のNa・血圧反応性が抑制され食塩抵抗性が優位となり，同時に，浸透圧不活性Naが優位となり，浸透

圧不活性 Na は骨格に蓄えられ，合わせて，過剰の水分は筋肉細胞内に取り込まれ，細胞外液量の増大を伴うことなく高血圧が正常化するのでしょう。

　すなわち，長時間透析による高血圧正常化は，食塩感受性尿毒素の除去による「食塩感受性から食塩抵抗性への転換」と浸透圧不活性 Na の骨格への貯留さらには過剰の水分の筋肉細胞内への移行による「細胞外液量の減少」の 2 つの要因により達成されるのでしょう。

21世紀の慢性透析治療法を革命しよう—長時間透析物語

VI
おわりに

　筆者は透析専門医師になって45年になります。

　最初の30年間の最大の悩みは頻回の「高血圧性心不全」とその治療のための「夜間の臨時透析」でした。

　厳しい食塩制限と透析による除水を図っても，一向に患者の「高血圧と高血圧性心不全」は改善しませんでした。

　その結果，食塩制限が不十分であると患者を責め，結局，患者はますます「高血圧と栄養失調」の深みにはまっていきました。

　「高血圧と栄養失調に対する有効な透析治療方法」に気付いたのは透析専門医師になって，実に，30年目のことでした。

　「高血圧と栄養失調に対する有効な透析治療法」は"4時間透析と食塩制限を基本とする標準透析"を全面的に見直すことから始めました。

　最終的には，透析時間を「4時間から6〜8時間へ」，さらに「食塩制限から食塩制限の大幅な緩和へ」と全面的な方向転換をすることにより，ほぼ過半数の患者において，「高血圧と栄養失調」をほぼ同時に改善する目途が立つところまできました。

　シャラ医師らの論文から透析時間を延ばすと「高血圧と栄養失調」が改善するのではないか，という重要なヒントを得ました。

　そのシャラ医師らは「長時間透析と食塩制限」を選択しましたが，筆者は「長時間透析とほぼ自由食」を採用しました。

　最初に食塩制限を撤廃し，ほぼ自由食を実施したときは非常に不安でした。

　しかし，これが正解でした。

　透析時間が短いと僅かの食塩でさえも高血圧を起こしますが，透析時間が長いと多くの食塩を摂っても高血圧を起こしません。

　一体，なぜか，この質問に対する回答をみいだすのに実に10年以上を要しました。

答えは「食塩感受性と食塩抵抗性」にあります。

「食塩感受性と食塩抵抗性」について，本論文で筆者は1つの仮説を提案しました。

食塩感受性の活動部位は「循環血液を構成するNa分布域（血漿・間質〜リンパ液・細胞間液）」で，その主役は浸透圧活性Naです。

一方，食塩抵抗性の活動部位は「骨格を構成するNa貯蔵庫（骨・結合織と軟骨）」で，その主役は浸透圧不活性Naです。

この包括的な仮説に気付いたときの喜びは大きいものでした。

「食塩と高血圧」の間の複雑で絡み合った糸（謎）が目の前で，にわかに，ほどけてゆくのを感じました。

この仮説によると，骨格へのNaの取り込みの障害（高齢や尿毒症患者のカルシウムとリンの代謝障害および運動障害さらには栄養失調などにより主として骨量の減少）が起こると，「骨格における浸透圧活性Naから浸透圧不活性Naへの転換と浸透圧不活性Naの骨格への貯留」が障害され，その結果，浸透圧活性Naが循環血液を構成するNa分布域（血漿・間質〜リンパ液・細胞間液）に溢れ「細胞外液量が増加」し，高血圧が持続することになります。

さらに，厳しい食事制限（蛋白制限）や運動障害および透析中の高血液流量と大膜面積のダイアライザーの使用に伴うアルブミンの喪失などにより痩せた透析患者では，高度の筋肉の萎縮が起こり，水分を筋肉細胞の中に取り込むことができなくなり，その結果，「細胞外液量が増加」し，一層の高血圧を促進することになります。

いわゆる，「Naや水の貯蔵庫（骨格と筋肉）の減少」が原因となり高血圧が起こる，という新しい高血圧の側面（原因説）に光が当てられることになります。

今後，この仮説が検証されることを期待します。

文　献

1) 日本透析医学会統計調査委員会：わが国の慢性透析療法の現況．2011年12月31日現在，2012
2) Charra B, Calmard E, Ruffet M, et al：Survival as an index of adequacy of dialysis. Kid Int **41**：1286-1291, 1992
3) Khosla UM, Johnson RJ：Hypertension in the hemodialysis patient and the "Lag Phenomenon"：Insights into pathophysiology and clinical management. Am J Kidney Dis **43**：739-751, 2004
4) Pierratos A：Effect of therapy time and frequency on effective solute removal. Semin Dial **14**：284-288, 2001
5) Charra B, Laurent G, Chazot C, et al：Hemodialysis trends in time, 1989 to 1998, independent of dose and outcome. Am J Kidney Dis **32**：63-70, 1998
6) Chazot C, Laurent G, Charra B, et al：Malnutrition in long-term hemodialysis survivors. Nephrol Dial Transplant **16**：61-69, 2001
7) 日本透析医学会統計調査委員会：わが国の慢性透析療法の現況．2001年12月31日現在，2002
8) 金田　浩，旭　浩一，佐野久美子，他：Systemic calciphylaxis を合併した長期透析患者の1例．日腎会誌 **35**：101-107，1993
9) Dahl LK, Schackow E：Effect of excess salt ingestion：Experimental hypertension in the rat. Canad Med Ass J **90**：155-160, 1964
10) Dahl LK, Heine M, Thompson K：Genetic influence of the kidneys on blood pressure：Evidence from chronic renal homografts in rats with opposite predispositions to hypertension. Circ Res **9**：94-101, 1974
11) Dahl LK, Knudsen KD, Heine M, et al：Effects of chronic excess salt ingestion. Genetic influence on the development of salt hypertension in parabiotic rats：Evidence for a humoral factor. J Exp Med **126**：687-699, 1967
12) Knudsen KD, Iwai J, Heine M, et al：Genetic influence on the development of renoprival hypertension in parabiotic rats. Evidence that a humoral hypertensinogenic factor is produced in kidney tissue of hypertension-prone rats. J Exp Med **130**：1353-1365, 1969
13) Shibata S, Mu SY, Kawarazaki H, et al：Rac 1 GTPase in roden kidneys is essential for salt-sensitive hypertension via a mineralocorticoid receptor-dependent pathway. J Clin Invest **121**：3233-3243, 2011
14) Matsuoka H, Kimura G, Sanai T, et al：Normalization of increased sodium sensitivity by maintenance hemodialysis. Am J H **3**：628-631, 1990
15) Fujita T, Henry WL, Bartter FC, et al：Factors influencing blood pressure in salt-sensitive patients with hypertension. Am J Med **89**：334-344, 1980
16) Koomans HA, Roos JC, Boer P, et al：Salt sensitivity of blood pressure in chronic renal failure：Evidence for renal control of body fluid distribution in man. Hypertension **4**：190-197, 1982
17) 日本透析医学会統計調査委員会：わが国の慢性透析療法の現況．2005年12月31日現在，2006
18) De Wardener HE, Mills IH, Clapham WF, et al：Studies on the efferent mechanism of the sodium diuresis which follows the administration of intravenous saline in the dog. Clin Sci **21**：249-258, 1961

19) Hamlyn JM, Ringel R, Schaeffer J, et al：A circulating inhibitor of $(Na^+ + K^+)$ ATPase associated with essential hypertension. Nature **300**：650-652, 1982

20) Blaustein MP, Hamlyn JM：Pathogenesis of essential hypertension. A link between dietary salt and high blood pressure. Hypertension **18**：Ⅲ184-195, 1991

21) De Wardener HE, Clarkson EM：Concept of natriuretic hormone. Physiol Rev **65**：658-759, 1985

22) Wang H, Yuan WQ, Lu ZR：Differential regulation of the sodium pump alpha-subunit isoform genes by ouabain and digoxin in tissues of rats. Hypertens Res **23**：S55-60, 2000（suppl）

23) Bisordi JE, Holt S：Digitalislike immunoreactive substances and extracellular fluid volume status in chronic hemodialysis patients. Am J Kidney Dis **13**：396-403, 1989

24) Sohn HJ, Stokes GS, Johnson H：As an Na K ATPase inhibitor from ultrafiltrate obtained by hemodialysis of patients with uremia. J Lab Clin Med **120**：264-271, 1992

25) Vallance P, Leone A, Calver A, et al：Accumulation of an endogenous inhibitor of nitric oxide synthesis in chronic renal failure. Lancet **339**：572-575, 1992

26) Washimine H, Yaamamoto Y, Kitamira K, et al：Plasma concentration of human adrenomedullin in patients on hemodialysis. Clin Nephrol **44**：389-393, 1995

27) Toepfer M, Schlosshauer M, Sitter T, et al：Effects of hemodialysis on circulating adrenomedullin concentrations in patients with end-stage renal disease. Blood Purif **16**：269-274, 1998

28) Odar-Cederlof I, Ericsson F, Theodorsson E, et al：Is neuropeptide Y a contributor for volume-induced hypertension? Am J Kidney Dis **31**：803-808, 1998

29) Heer M, Baisch F, Kropp J, et al：High dietary sodium chloride consumption may not induce body fluid retention in humans. Am J Physiol Renal Physiol **278**：F585-F595, 2000

30) Titze J, Krause H, Hecht H, et al：Reduced osmotically inactive Na storage capacity and hypertension in the Dahl model. Am J Physiol Renal Physiol **283**：F134-F141, 2002

31) Titze J, Machnik A：Sodium sensing in the interstitium and relationship to hypertension. Current Opinion in Nephrology and Hypertension **19**：385-392, 2010

32) Edelman IS, Leibman J：Anatomy of body water and electrolytes. Am J Med **27**：256-277, 1959

33) Sagnella GA, Markandu ND, Buckly MG, et al：Hormonal responses to gradual changes in dietary sodium intake. Am J Physiol Regulatory Integrative Comp Physiol **256**：R1171-R1175, 1983

34) Singer DRJ, Markandu ND, Buckley MG, et al：Blood pressure and endocrine responses to changes in dietary sodium intake in cardiac transplant recipients. Circulation **89**：1153-1159, 1994

35) Hollenberg NK：Set point for sodium homeostasis：surfeit, deficit, and their implications. Kidney Int **17**：423-429, 1980

36) Hiroshi Kaneda, Jun Matsumoto, Takeshi Haruyama, et al：Elevated plasma renin activity in patients with acute pyelonephritis. Tohoku J exp Med **125**：169-176, 1978

37) Hiroshi Kaneda, Masato Tashiro, Toyoaki Murata, et al：Factors influencing the release of renin in patients under chronic dialysis treatment. Tohoku J exp Med **129**：177-182, 1979

38) 金田　浩, 村田豊明, 松本　純, 春山　武：透析患者におけるレニン活性の評価. 日内会誌 **68**：14-22, 1979

39) Hiroshi Kaneda, Masato Tashiro, Jun Matsumoto, et al：Release of renal rennin in patients under long-term dialysis treatment. Tohoku J exp Med **127**：25-33, 1979

40) Hiroshi Kaneda, Toshiaki Yamauchi, Toyoaki Murata, et al：Treatment of malignant hypertension with infusion of sodium chrolide. A case report and a review. Tohoku J exp Med **132**：179-186,

1980
41) Hiroshi Kenada, Toyoaki Murata, Takakichi Maeta, et al : Development of malignant hypertension in patients with uremia under hemodialysis : A case report and discussion on its etiology. Tohoku J exp Med **135** : 291-299, 1981
42) Hiroshi Kaneda, Toyoaki Murata, Takakichi Maeta, et al : Analysis of 30 patients with malignant hypertension treated with hemodialysis. Tohoku J exp Med **134** : 169-181, 1981
43) Hiroshi Kaneda, Toyoaki Murata, Jun Matsumoto, et al : Effect of captopril on blood pressure and rennin-angiotensin-aldosterone system in hypertensive patients on hemodialysis. Tohoku J exp Med **137** : 21-31, 1982

謝　辞

　本論文の作成にあたりご指導いただきさらに査読をお願いした，東北大学名誉教授の吉永　馨先生に感謝いたします．また，吉永　馨先生には推薦のおことばを頂き，そのご厚意に深くお礼を申し上げます．さらに，名古屋大学名誉教授で日本在宅医学会代表理事を務めておられる前田憲志先生には透析専門医師の立場から，過分なるご推薦のおことばを頂き感謝申し上げます．

　また，本論文の資料の作成に全面的にご協力いただいた「かもめクリニック・グループ」の全患者さんと全職員の皆様に深謝いたします．最後に，本論文の出版にあたり，東京医学社のご協力に感謝申し上げます．

　　　　　　　　　　　　　　　　　　　　　　　　　　　　金田　浩

21世紀の慢性透析治療法を革命しよう
長時間透析物語

定価840円(本体800円＋税)

2013年2月15日第1版第1刷発行

著　者　金田　浩
発行者　小黒正榮
発行所　株式会社　東京医学社
　　　　郵便番号 113-0033
　　　　東京都文京区本郷 3-35-4
　　　　編集部電話　03-3811-4119
　　　　販売部電話　03-3265-3551
　　　　郵便振替　00150-7-105704
　　　　http://www.tokyo-igakusha.co.jp

Printed in Japan ©Hiroshi KANEDA, 2013

印刷・製本／三報社印刷

・本書の複製権・翻訳権・上映権・譲渡権・公衆送信権(送信可能権を含む)は(株)東京医学社が保有します。
・ JCOPY 〈(社)出版者著作権管理機構委託出版物〉
本書の無断複写は著作権法上での例外を除き禁じられています。複写される場合は，そのつど事前に(社)出版者著作権管理機構(TEL 03-3513-6969, FAX 03-3513-6979, e-mail：info@jcopy.or.jp)の許諾を得てください。

ISBN978-4-88563-219-8 C3047 ¥800E

長時間透析物語
~主として食塩(Na)と血圧および栄養の物語です~

ISBN978-4-88563-219-8
C3047 ¥800E

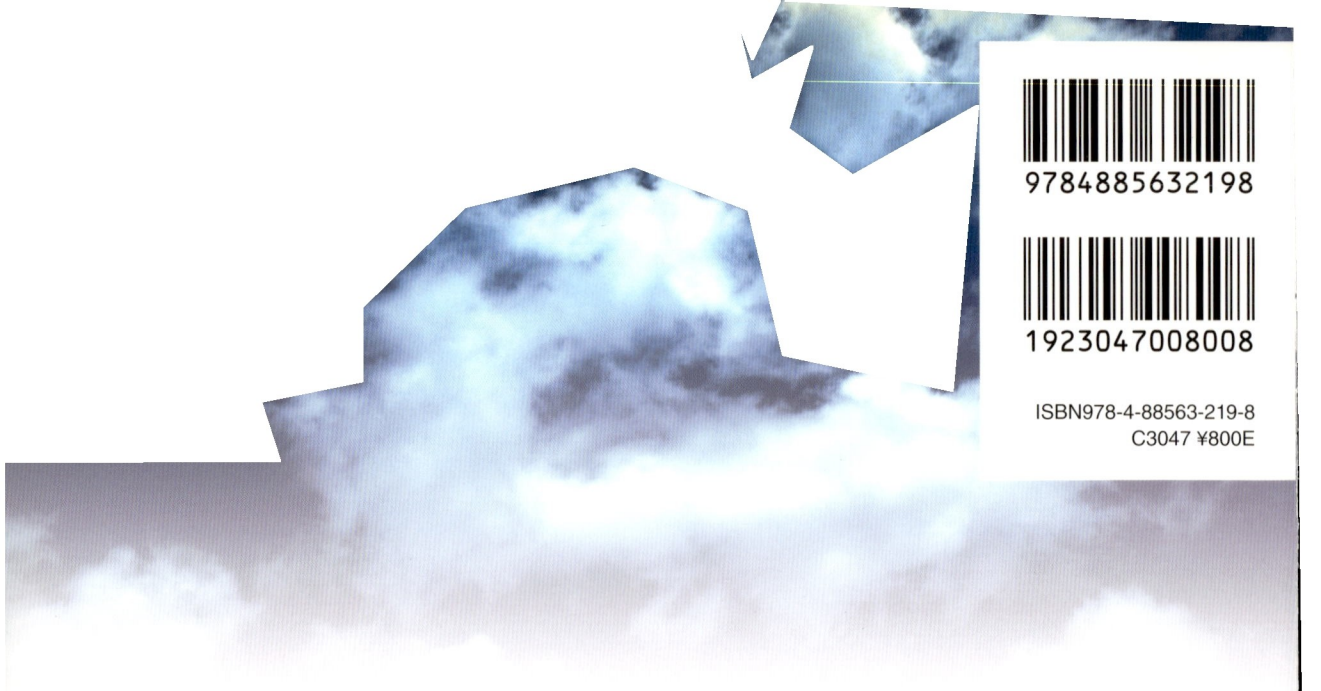

定価（本体 800 円＋税）